RAPPORT

SUR L'ÉPIDÉMIE

DE

FIÈVRE TYPHOÏDE

DE CLERMONT-FERRAND EN 1886

PAR

Le Docteur V. NIVET

Membre correspondant de l'Académie de médecine de Paris.
Vice-Président du Conseil départemental d'hygiène et de salubrité publiques.
Professeur honoraire de l'École de médecine et de pharmacie.
Médecin honoraire de l'Hôtel-Dieu de Clermont-Ferrand.
Médecin des Épidémies.
Directeur de l'École départementale d'accouchement.
Membre de l'Académie des sciences, belles-lettres et arts de Clermont.
Membre honoraire de la Société anatomique,
Membre correspondant des Sociétés d'hygiène, d'hydrologie, d'émulation,
médico-chirurgicale, médico-pratique de Paris, etc.

CLERMONT-FERRAND

TYPOGRAPHIE ET LITHOGRAPHIE G. MONT-LOUIS

Rue Barbançon, 2

1888

RAPPORT

SUR L'ÉPIDÉMIE

DE

FIÈVRE TYPHOÏDE

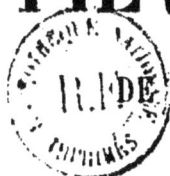

R. DE CLERMONT-FERRAND EN 1886

PAR

Le Docteur V. NIVET

Membre correspondant de l'Académie de médecine de Paris,
Vice-Président du Conseil départemental d'hygiène et de salubrité publiques,
Professeur honoraire de l'École de médecine et de pharmacie,
Médecin honoraire de l'Hôtel-Dieu de Clermont-Ferrand,
Médecin des Épidémies,
Directeur de l'École départementale d'accouchement,
Membre de l'Académie des sciences, belles-lettres et arts de Clermont,
Membre honoraire de la Société anatomique,
Membre correspondant des Sociétés d'hygiène, d'hydrologie, d'émulation,
médico-chirurgicale, médico-pratique de Paris, etc.

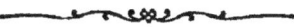

CLERMONT-FERRAND

TYPOGRAPHIE ET LITHOGRAPHIE G. MONT-LOUIS

Rue Barbançon, 2

1888

INTRODUCTION

Avant de faire l'histoire de la maladie épidémique qui a régné à Clermont-Ferrand à la fin de l'année 1886, nous croyons nécessaire de rappeler sommairement les causes auxquelles les auteurs attribuent aujourd'hui les fièvres infectieuses parmi lesquelles figure la fièvre typhoïde. Cela nous dispensera, dans le cours de notre rapport, de faire une foule de citations qui ne nous permettraient pas de mettre suffisamment en relief les faits qui ont été observés dans notre département.

Les germes ou agents qui déterminent les fièvres infectieuses sont des matières organiques vivantes, qui, après avoir pénétré dans nos vaisseaux, se mêlent au sang, se développent, envahissent l'économie tout entière et en troublent les fonctions.

Matières infectieuses. — Ces matières organiques infectieuses peuvent être amorphes ou figurées, elles peuvent se présenter sous la forme de spores, de granulations, de bacilles, de bactéries, de microbes. Pour beaucoup de maladies, ces formes n'ont pas encore été nettement déterminées.

Chaque espèce d'agent infectieux donne naissance à un groupe spécial de symptômes. Mais il arrive quelquefois que deux germes différents envahissent, en même temps, l'économie, et alors la maladie principale se trouve mo-

difiée dans ses manifestations. Ainsi l'agent qui produit
la fièvre intermittente peut s'associer à celui qui déter-
mine la fièvre miliaire et provoquer des accès pernicieux
rémittents qui aggravent beaucoup la maladie éruptive.

Le miasme paludéen peut également s'ajouter au bacille
typhoïgène; la fièvre qui résulte de cette association est
rémittente.

Cette fièvre à la fois paludéenne et typhique que nous
avons observée à Clermont en 1877 et aussi en 1886, a
été également signalée à Bordeaux en 1887 par M. le
docteur Levieux (1).

Cette variété de fièvre est toujours avantageusement
modifiée par l'administration des sels de quinine qui, en
combattant l'élément paludéen, diminuent le danger que
court le malade.

Influence de la constitution médicale. — A certaines époques, des maladies infectieuses de même nature se répandent sur des territoires fort étendus; c'est ce
qui est arrivé pendant le second semestre de l'année 1886.
La fièvre typhoïde a envahi toutes les parties de la France,
et dans quelques régions elle a dépassé les limites de la
maladie saisonnière, et a donné naissance à de véritables
épidémies.

Ainsi elle a été observée à cette époque dans 36 garnisons, dont 5 dans le nord, 9 dans le nord-est, 6 dans le
sud-est, 7 dans le sud, 5 dans l'ouest et 4 dans le
centre (2).

Dans le département du Puy-de-Dôme, avant l'émigration des réservistes, des lycéens et autres personnes dans
les campagnes, la fièvre typhoïde avait été signalée dans
25 communes dont 4 dans l'arrondissement de Clermont,

(1) *Gazette hebdomadaire des sciences médicales de Bordeaux*, 5 février 1888,
pages 66 et suivantes.

(2) Communication de M. le Dr Papillon, directeur du service de santé du 13e
corps d'armée.

6 dans celui d'Ambert, 6 dans celui d'Issoire, 5 dans celui de Riom, et 4 dans celui de Thiers (1).

Dans 10 de ces communes elle a occasionné des petites épidémies dont il sera question dans notre rapport.

Ne devrait-on pas, dans de semblables circonstances, admettre que le transport du germe typhique par les personnes est le moyen de dissémination le plus ordinaire, et que les influences atmosphériques générales, jointes aux insalubrités des pays où passent les porte-germes, favorisent les invasions locales. Ces influences étaient désignées par les anciens sous le nom de constitutions médicales. Nous sommes très disposé à admettre cette hypothèse étiologique.

Nous croyons devoir rattacher à ce genre d'épidémie, celle qui a régné à Bordeaux en 1887. Nous empruntons la citation suivante à l'intéressant rapport qui a été présenté par M. le docteur Levieux, au Conseil d'hygiène dont il est le vice-président.

De même qu'à Clermont, un docteur a supposé que la maladie régnante était due à l'altération des eaux potables. Il a formulé son accusation dans les termes suivants : « La commune dans laquelle se trouvent nos sources, dites du Taillan, ayant été le théâtre d'une épidémie de fièvre typhoïde ; d'autre part la distribution de l'épidémie en ville correspondant exactement à ce que l'on sait de la distribution de l'eau de ces sources, il y a lieu de penser que, vraisemblablement, les eaux de la ville ont été contaminées par celles du Taillan, et que l'épidémie actuelle peut reconnaître pour cause cette infection. » (Dr G. MARTIN.)

La canalisation des diverses sources qui alimentent Bordeaux a été étudiée avec le plus grand soin par une commission dont M. Layet faisait partie, et nulle part on n'a observé des traces d'infiltration venant du dehors. —

---

(1) Correspondance médicale de M. le préfet du Puy-de-Dôme du 12 juin 1887.

L'examen chimique et bactériologique a été ensuite fait avec le plus grand soin par M. le professeur de chimie Blarez. Les expériences ont été répétées plusieurs fois en suivant les procédés décrits par MM. Chantemesse et Cornil, et l'habile chimiste n'a trouvé le bacille typhoïgène dans aucune des sources servant à l'alimentation de Bordeaux.

Comme conclusion des faits exposés dans le rapport du docteur Levieux, la commission a cru pouvoir déclarer que « les eaux de la ville ne doivent pas être considérées comme ayant concouru à la production de l'épidémie de moyenne intensité qui vient de sévir sur la population bordelaise. »

Elle pense bien plutôt que cette épidémie dont la généralisation témoigne qu'il ne s'agit pas d'une cause purement locale, est d'origine miasmatique, et que les conditions climatériques exceptionnelles qui ont été observées pendant les six derniers mois de l'année 1887 n'ont pas été étrangères à son développement **(1)**.

Examinons maintenant quels sont les moyens de transport des germes typhiques qui sont indiqués par les auteurs.

Transport des bacilles typhiqu   **et de leurs spores par l'air atmosphérique.** — Ce ga.. peut être chargé de poussières renfermant des spores qui, pendant l'accomplissement des phénomènes de la respiration, s'engagent dans les fosses nasales, les bronches et la cavité buccale. Mêlées à la salive elles peuvent arriver jusque dans l'estomac (KELBS et ARNOULD). Ainsi mises en contact avec des membranes muqueuses, elles ne tardent pas à pénétrer dans les vaisseaux sanguins.

Pendant qu'ils faisaient leurs expériences sur ces bacilles, MM. Chantemesse et Widal ont reconnu que les

---

(1) *Gazette hebdomadaire des sciences médicales* de Bordeaux, 5 février 1888, page 70.

spores du bacille typhique résistent longtemps à la dessiccation, et qu'elles sont capables de donner une culture vigoureuse quand on les inocule de nouveau. Cette constatation peut éclairer un point d'étiologie de la fièvre typhoïde. Elle permet d'admettre que le développement de cette maladie peut être dû à l'inspiration de spores transportées par l'atmosphère (1).

Non-seulement ce transport des bacilles par l'air peut à lui seul propager la maladie infectieuse, mais il peut encore devenir un moyen accessoire de dissémination lorsque l'épidémie a été occasionnée primitivement par une autre cause de contamination.

Les spores suspendues dans les poussières peuvent-elles contaminer une eau potable renfermée dans un réservoir qui n'est pas fermé d'une manière hermétique? Cela ne fait pas un doute pour nous. Notre opinion s'appuie sur ce fait que ce liquide est très favorable à la culture du bacille typhique (CHANTEMESSE).

L'air mêlé de spores peut pénétrer dans les cheveux, les tissus des vêtements, et ceux qui les portent peuvent devenir un moyen de transmission, tout en restant quelquefois eux-mêmes complétement indemnes.

Nous allons emprunter aux ouvrages de MM. Bouchard, Brouardel et Arnould quelques données à l'appui de ces propositions.

M. le professeur Bouchard (2) dans le savant rapport qu'il a lu le 12 septembre 1877 au Congrès médical international de Genève, après avoir parlé de divers moyens de propagation de la fièvre typhoïde, dit que « la transmission par l'air repose sur des données très positives. » Il cite à l'appui de son opinion un grand nombre d'observations empruntées à Gielt, à Budd, à Liebermeister, etc., etc.

---

(1) *Union médicale* du 17 février 1887.

(2) Citation tirée du *Rapport au Ministre de l'agriculture et du commerce sur l'assainissement de Paris*, par le professeur Brouardel. Paris, 1881.

M. Brouardel faisant allusion au rapport de M. Bouchard ajoute : « Nous tenions à établir que pour les médecins de tous les pays, la propagation de la fièvre typhoïde par l'air est maintenant incontestée (1).

Nous ajouterons que dans quelques-uns des faits invoqués, les émanations auxquelles on a attribué la fièvre typhoïde, provenaient d'égouts stercoraux mal irrigués. Il est démontré aujourd'hui que les égouts recevant des quantités suffisantes d'eau douce, donnent rarement lieu à des maladies typhoïdes.

Voici maintenant l'opinion de M. Arnould sur cette question : « L'importation par l'air, dit-il, est à chaque instant dénoncée et parfois avec des caractères qui ne laissent pas que de révéler une grande subtilité de la part de l'agent morbigène (2). » Non-seulement on trouve des récits dans lesquels un typhoïsant effectif, arrivé d'une ville dans son village, fait éclater la maladie dans sa famille huit ou dix jours après son arrivée; mais encore on rencontre des épidémies apportées par un individu qui a passé quelques heures dans une maison du village voisin où régnait la fièvre typhoïde.

M. Brouardel considère également la transmission par les individus comme n'étant pas rare, car, dans une discussion qui a eu lieu à la Société de médecine publique, le 28 décembre 1887, l'éminent hygiéniste prononçait les paroles suivantes : « Le jour où la capitale n'aura plus de typhiques, la fièvre typhoïde sera bien près de disparaître de la France, car c'est souvent un malade parti de Paris qui est allé porter la fièvre typhoïde en province (3). »

Cette phrase improvisée, un peu exagérée sans doute, révèle d'une manière très précise quelle est l'opinion de

(1) Brouardel : Rapport cité, pages 78 et suivantes.
(2) Arnould : *Étiologie et prophylaxie de la fièvre typhoïde*. Paris, 1883.
(3) *Revue d'hygiène et de police sanitaire*. Janvier 1888, page 54.

l'auteur que nous citons, sur la transmission de la fièvre typhoïde par les personnes.

M. Alison a observé également des exemples de ce genre de transmission; des médecins militaires français citent un bon nombre d'épidémies dans lesquelles on voit un régiment aux prises avec la fièvre typhoïde transmettre bientôt l'épidémie à un autre corps indemne jusque-là et dont il est venu partager la caserne ou le campement. Un fait semblable s'est produit à Clermont en 1886.

Les chasseurs, qui habitaient, avec une portion des ouvriers, la caserne du Séminaire, avaient fourni une seule fièvre typhoïde pendant la première partie de l'épidémie; ils furent obligés de recevoir une batterie du 16ᵉ régiment d'artillerie qui avait payé et payait encore un large tribut à la maladie régnante. Plusieurs fièvres typhoïdes se manifestèrent bientôt parmi les chasseurs, et l'administration renvoya de nouveau les artilleurs du 16ᵉ dans le campement de la Fontaine-du-Berger, qui est aux pieds des montagnes.

D'après M. Arnould, la transmission à bref délai sans autre intermédiaire que l'air atmosphérique, est établie d'une manière aussi satisfaisante que la théorie pouvait l'exiger.

C'est encore à un transport par l'air qu'il faut attribuer la dissémination par les vêtements, la literie, le linge, les rideaux, etc... (1).

Les meubles, les fentes des boiseries, des planchers, des murailles; le sol, les fumiers, sont quelquefois des milieux où les germes typhoïgènes peuvent séjourner sans perdre leur force de reproduction.

Conservation du contage. — Cette conservation dans les locaux habités et les objets inanimés, n'est point mise en doute par M. Arnould. Dans le sol et ailleurs elle peut

(1) Arnould, loc. cit.

beaucoup se prolonger. Cet auteur, qui a si complétement
étudié la partie de l'hygiène qui traite de l'étiologie des
maladies contagieuses, admet que cette conservation du
contage typhique peut se prolonger au delà d'un an.

M. le professeur Brouardel ne met pas en doute l'action
nocive du sol contaminé. « Quand de larges tranchées
sont pratiquées dans les rues d'une ville, les émanations
provenant des terrains fraîchement remués ne sauraient
être regardées comme dénuées de danger, lorsque des
quantités assez considérables de matières organiques accumulées dans d'anciennes fosses abandonnées se trouvent subitement placées au contact de l'air. »

Examinons si les faits concordent avec l'opinion du
savant hygiéniste. En 1874 la mortalité fut très grande à
Francfort. Varrentrapp, se livra avec A. Spiess, à une enquête sur les circonstances particulières qui pouvaient avoir
contribué à la gravité de l'épidémie, il lui sembla que les
travaux de canalisation pouvaient n'y être pas étrangers,
par ce fait qu'au moment des chaleurs on avait dû remuer
profondément le sol des vieux quartiers imprégné des
immondices séculaires de plusieurs générations (1).

Une épidémie de fièvre typhoïde aussi grave que
celle de 1886, a sévi à Clermont à la fin de l'année 1877.
Pendant l'été, de grands travaux de fouilles avaient été
exécutés dans les divers quartiers de cette ville; on
avait creusé profondément le sol et mis à nu des terrains infiltrés de matières organiques de toutes espèces.
Des miasmes provenant de matières végétales et animales
se répandirent dans l'atmosphère et de nombreuses fièvres
typhoïdes à forme rémittente grave se montrèrent dans
la ville et les casernes.

Les docteurs Barberet, Nivet, Fredet et bien d'autres
médecins de la ville pensèrent que les poussières fournies

---

(1) Arnould : *Nouveaux éléments d'hygiène.* Paris, 1881. Voir également :
Étiologie et prophylaxie de la fièvre typhoïde. Paris, 1883, page 40.

par les terres infiltrées de matières stercorales et autres, desséchées et suspendues dans l'atmosphère, avaient occasionné cette épidémie (1).

A Montbrison les mêmes effets ont été observés en 1884. La construction des égouts entreprise au printemps nécessita des fouilles dans des terrains infiltrés de matières fécales, une épidémie typhoïde se manifesta, elle fut considérablement augmentée par l'arrivée de 500 territoriaux, elle ne cessa que lorsque les égouts furent terminés.

Enfin, à Clermont, en 1886, des raccords d'égouts ont été exécutés dans l'avenue du Château-Rouge et sur l'esplanade de la Gare qui s'avance jusqu'aux murs de la caserne des Paulines; ils ont sans doute contribué à préparer l'aggravation de l'épidémie qui a eu lieu à la fin de novembre dans les casernes. Les dé''ais enlevés étaient déposés en tête de la gare, sur un terrain qui servait autrefois de dépôt.

Influence des égouts et des fosses d'aisances. — Quant à l'action nocive des matières fécales renfermant des germes typhoïgènes, contenues dans des égouts mal irrigués, dans des cabinets ou fosses d'aisances mal closes, elle nous paraît incontestable. Leur influence dangereuse peut être augmentée par l'action de la chaleur, par la présence des gaz qui se dégagent de ces matières fécales, quand elles sont arrivées à un certain degré de putréfaction, par l'action des grands vents qui entraînent les miasmes vers les habitations.

Dans toutes ces circonstances, c'est bien l'air qui est le véhicule des agents infectieux.

M. Jaccoud raconte que l'épidémie du village d'Eggenstett, dans l'Allemagne méridionale, apparut à la fin de

(1) Barberet et Nivet. Voir le *Compte-rendu des travaux des Conseils d'hygiène du Puy-de-Dôme* de 1877-1878. Fredet : *Note sur l'épistaxis à forme intermittente.* Clermont, 1881.

l'été de 1868. Les seules causes connues furent les émanations de masses excrémentitielles accumulées qui avaient été portées au maximum d'action par la chaleur de l'été. (ARNOULD.)

En 1869, à Philadelphie, quatre maisons, devant lesquelles une fosse avait été vidangée, furent en proie à une épidémie typhoïde. (*Idem.*)

A l'asile de Donaldson (Edimbourg) éclate une épidémie de fièvre typhoïde; l'irrigation des canaux excrémentitiels avait été suspendue, les produits gazeux des matières refluaient dans la salle de bains et les dortoirs; point d'autre cause. (*Idem.*)

En 1873, la fièvre se montre dans une des ailes de la caserne de Blankenburg; les latrines de l'aile envahie étaient infectes et les matières s'en accumulaient dans les canaux correspondants. On ferme ces latrines, l'épidémie s'arrête. L'aile opposée n'avait pas été affectée, non plus que la ville.

Le docteur Woillez, dans son beau rapport sur l'épidémie de 1873, signale une observation importante qui a été recueillie dans la caserne de Courbevoie par le docteur Regner; nous en reproduisons un extrait.

Le bâtiment occupé par le 102ᵉ de ligne était séparé du grand égout collecteur par un espace couvert de baraquements. Cet égout, qui recevait toutes les eaux de ce bâtiment en occupait le côté sud; il était mal construit et permettait la filtration de ses eaux dans le fossé voisin, où elles croupissaient en exhalant des odeurs fétides.

A l'extrémité ouest du bâtiment existaient des latrines, foyers d'exhalaisons putrides. Les soldats venaient, l'été, se coucher au bord du fossé. Point de malades tant que le vent souffle du nord-est ou du nord-ouest; mais, quand il souffle du sud (à dater du 10 du mois d'août), une épidémie commence le 13 et acquiert son maximum le 23; 113 hommes ont été frappés; le plus grand nombre venait des étages les plus rapprochés de l'égout.

La discussion qui a eu lieu à l'Académie de médecine et dans laquelle ont figuré, au premier rang, Noël Guéneau de Mussy et M. Jaccoud (1), confirme complètement les opinions que nous venons d'exposer. Murchison, Budd, Grésinger, Barker ont également publié des observations qui concordent avec les faits que nous venons d'analyser (2).

Transmission par l'eau, le lait, les aliments dont la température n'a pas été portée à cent degrés. — L'action infectieuse des eaux potables souillées par des matières fécales provenant d'un typhique est généralement admise aujourd'hui.

C'est, d'après M. Brouardel, un médecin français, M. Michel, de Chaumont, qui le premier aurait démontré que l'eau contaminée peut déterminer la fièvre typhoïde (année 1859-1860). Cette fièvre régnait alors à Chaumont (3).

A. Eric dit qu'une épidémie de fièvre typhoïde a été créée par suite de l'usage de l'eau d'une hôtellerie dans laquelle était mort un typhoïsant (HIRST). A Munich, en 1860, une épidémie semblable s'est montrée dans un couvent parce que l'eau du puits dont on faisait usage recevait les infiltrations de fosses voisines, renfermant sans doute des selles typhiques.

A l'orphelinat de Halle (Prusse), une conduite d'eau qui alimentait un quartier de la ville, croisait un fossé; elle s'était effondrée et fissurée au point de croisement; cette eau, mêlée de matières fécales typhiques, était ainsi distribuée aux pensionnaires; il en résulta une épidémie. On défendit l'usage de cette eau, l'épidémie s'évanouit. (ZUCKSCHWERDT.) Le village de Bjornsborgbakken, en Norwège, a été visité, en 1868, par une épidémie ty-

(1) *Bulletin de l'Académie de médecine de Paris* d'avril 1877.

(2) *Traité des maladies infectieuses* de Grésinger, traduit et annoté par M. Vallin. Paris, 1877.

(3) Brouardel : Voir *Revue d'hygiène et de police sanitaire* de Paris. Janvier 1888, page 51.

phoïde de grande intensité ; on remarqua que quatre des
sept fontaines de la localité étaient infectées par des matières excrémentitielles et *que les maisons abreuvées par
les fontaines souillées donnaient 11,15 pour 100 de malades, tandis que les autres n'en fournirent que 3,10
pour 100.* (DAAE cité par JACCOUD) (1).

Les faits que nous venons de signaler suffisent pour démontrer que la fièvre typhoïde peut être occasionnée
par de l'eau potable mêlée de matières fécales provenant
d'une personne atteinte de cette fièvre. Si des populations entières boivent cette eau contaminée, toutes les
personnes prédisposées à cette maladie en seront atteintes,
et il en résultera une épidémie qui cessera quand on don-
nera à ces populations de l'eau limpide et pure et surtout
complètement privée de bacilles typhoïgènes.

*Fera-t-on disparaître à tout jamais cette affection d'une
grande ville où elle est endémique, en distribuant à ses
habitants de l'eau d'une qualité incontestable et en quantité suffisante ?* Telle est la question à laquelle M. Mosny
a répondu affirmativement.

Ce jeune savant, qui a fait sur les eaux potables et la
fièvre typhoïde de Vienne un excellent mémoire dans lequel il se préoccupe uniquement des liquides alimentaires,
de leur pureté et de leur abondance, néglige à tort, selon
nous, de parler des autres améliorations hygiéniques, nécessaires pour faire cesser les causes d'insalubrité qui préparent la prédisposition aux maladies infectieuses et notamment à la fièvre typhoïde (2).

Si, après l'adduction d'eaux irréprochables et abondantes, des groupes nombreux d'individus sont exposés à
l'action de l'air impur des dortoirs, des chambres, des ate-
liers, des classes encombrés ; aux émanations des fosses

(1) Arnould : *Nouveaux éléments d'hygiène.*

(2) Mosny : *L'eau potable à Vienne et la fièvre typhoïde. — Revue d'hygiène
et de police sanitaire* de janvier 1888.

d'aisances mal closes, des égouts mal irrigués, il suffira
de l'arrivée d'un typhique au milieu de ces individus pour
provoquer l'apparition d'une épidémie qui ne cessera que
lorsque tous les typhoïdables, suivant l'expression de M. le
professeur Brouardel, auront payé leur tribut à la fièvre
infectieuse (1).

Nous tenons beaucoup à ce que les causes généra-
trices de ces foyers producteurs de la *réceptivité* ne
soient pas oubliés ; tout en demandant, comme M. Mosny,
comme tous les hygiénistes de nos jours, qu'on nous
donne des eaux pures, abondantes et surtout privées de
microbes infectieux.

Nous pouvons ajouter à la liste des auteurs que nous
avons déjà cités MM. Rochard (2), Noël Guéneau de
Mussy (3), Grésinger annoté par Vallin (4), G. Homolle (5), Gautrez (6), Brouardel (7), Chantemesse, etc. (8).

Le lait, la viande, et d'autres aliments, quand ils sont
mêlés à froid avec de l'eau contenant une notable quantité de bacilles ou de spores typhoïgènes, peuvent devenir
également une cause de transmission de la maladie typhoïde.

**Fréquence relative de la contamination par l'air
et par l'eau.** — Il résulte des faits ci-dessus exposés
que les spores des bacilles de la fièvre typhoïde, mêlés à
des poussières, peuvent être introduits, par l'air inspiré,

(1) *Revue d'hygiène et de police sanitaire* de janvier 1888, page 50.

(2) Rochard : *Revue d'hygiène et de police sanitaire* de 1883, p. 157.

(3) Noël Guéneau de Mussy : *Revue d'hygiène et de police sanitaire.* 1883, pages 138 et suivantes.

(4) Grésinger : *Traité des maladies infectieuses.* Cité plus haut.

(5) *Nouveau dictionnaire de médecine et de chirurgie pratiques.* Art. Fièvre
typhoïde.

(6) Gautrez : *Des causes de la fièvre typhoïde.* Conférence faite à Clermont, le
4 janvier 1887.

(7) Brouardel : *Revue d'hygiène et de police sanitaire* de janvier 1888, pages
52 et suivantes.

(8) Chantemesse : *Revue d'hygiène et de police sanitaire* de janvier 1888, p. 51.

dans les fosses nasales, le larynx et les bronches, la bouche et le tube digestif; qu'ils peuvent, à l'état de suspension dans l'eau, le lait, etc., être ingérés dans l'estomac et les intestins et donner naissance, dans l'un et l'autre cas, à une fièvre muqueuse ou à une fièvre typhoïde.

Comment se fait le plus souvent cette introduction ?

Sous l'influence des idées anglaises, les médecins français tendent de plus en plus à admettre que l'introduction par l'eau est très fréquente. Aucune statistique sérieuse, tenant compte de ce qui se passe dans les vaisseaux, les ports, les casernes, les pensions, les lycées, les villes et les campagnes, n'a été faite; nous sommes obligé de nous contenter du document suivant, qui a été mentionné par notre excellent ami Noël Guéneau de Mussy, à la Société de médecine publique de Paris, dans sa séance de janvier 1883.

Il a emprunté ce document au rapport n° VII du *Board of Health*. Dans ce rapport, dit N. G. de Mussy, sur 144 épidémies locales, on peut en réclamer 99 attribuées au mélange non douteux de matières fécales à l'eau alimentaire. Si bien que, suivant l'expression horriblement pittoresque du docteur Buchannan, les habitants avalaient leurs propres excréments. Sur ces 99, onze étaient compliquées d'encombrement (1).

Il résulte de cette statistique que, dans les deux tiers des cas, l'eau mélangée de matières fécales probablement typhiques a été la cause des épidémies; pour l'autre tiers, on doit faire une large part au transport des spores ou des bacilles typhoïgènes par l'air atmosphérique.

Nous acceptons provisoirement cette statistique, en attendant qu'on en ait fait une autre plus complète et s'appuyant sur des faits bien contrôlés.

Afin d'obtenir des chiffres plus favorables aux idées

(1) *Revue d'hygiène et de police sanitaire.* Année 1883, page 149.

nouvelles, on a invoqué les 106 observations de fièvre typhoïde qui ont été si habilement analysées par M. le professeur Jaccoud; on a eu grand tort.

En effet, ce savant professeur, après avoir examiné avec un soin minutieux ces observations, est arrivé aux conclusions suivantes : 15 ont trait à l'action directe des émanations fécales, 74 concernaient la souillure de l'eau potable, 17 la souillure du lait (1).

Après ce résumé vient la critique dans laquelle M. Jaccoud démonétise une grande partie des faits invoqués par certains admirateurs des Anglais. Ainsi, sur 74 observations où il est question de l'altération de l'eau, les déjections étaient *présentes 22 fois*, elles étaient *absentes 17 fois*, leur présence était *incertaine 34 fois*. Évidemment des observations aussi incomplètes ne peuvent pas servir de base pour établir une statistique sérieuse.

De l'encombrement. — Influence des matières organiques rejetées par les poumons et la sueur. — Nous avons maintenant à nous occuper des causes qui, sans les produire, créent la prédisposition aux maladies infectieuses et spécialement à la fièvre typhoïde.

Dans la première partie de ce travail, nous avons démontré que l'homme malade est souvent le réceptacle de germes morbigènes qu'il peut transmettre à ses semblables.

Nous devons maintenant établir que l'homme sain peut lui-même, par l'air qui sort de ses poumons, par les sécrétions qu'il produit, altérer l'atmosphère et créer notamment dans les dortoirs encombrés ou insuffisamment aérés, des conditions hygiéniques mauvaises qui modifient la constitution de ceux qui les habitent, et les rendent propres à recevoir les germes de certaines maladies infectieuses.

L'air impur des dortoirs insuffisamment aérés, n'agit

---

(1) *Bulletin de l'Académie de médecine.* Année 1877, no 16, p. 339.

pas immédiatement, mais, au bout d'un temps variable,
« il déprime les individus, prépare la dégénérescence
des hommes, abrège l'existence, désarme l'économie
vis-à-vis des fléaux épidémiques, restreint les limites
de la résistance, et pèse sur la mortalité générale. »
(ARNOULD.)

Cette action de l'homme sur l'homme, prépare activement la genèse de la prédisposition à la fièvre typhoïde.
« Le miasme de l'organisme vivant, écrit M. L. Colin,
atteint dans l'encombrement sa plus grande éner-
gie. »

Noël Guéneau de Mussy est non moins explicite : « La
fièvre typhoïde, dit cet auteur, est la fille de l'encombrement et de la malpropreté (1). »

Il suffit d'entasser un grand nombre de jeunes gens
dans un espace trop étroit pour rendre possible l'invasion
d'une épidémie.

Mais cette épidémie n'éclatera que lorsque des spores
typhoïgènes auront pénétré jusqu'aux prédisposés, par l'en-
tremise de l'air, des individus, de l'eau ou des aliments.

La rapidité avec laquelle la maladie, qui était sporadique
ou saisonnière, prend le caractère épidémique, dans les
groupes qui sont soumis à l'action d'un air insuffisamment
renouvelé, varie suivant l'âge des sujets, les fatigues auxquelles ils sont soumis, la nature et l'abondance des aliments, la désoxygénation de l'air et le degré d'encombrement constaté dans les chambres et les dortoirs.

Dans la caserne d'Assas, c'est 13 à 14 jours après l'arrivée des réservistes du 139°, que ce corps a présenté des
typhiques plus nombreux que les autres régiments ; dans
celle de Desaix, le nombre des artilleurs du 36° régiment
atteints de fièvres typhoïdes a beaucoup augmenté 23 jours
après l'arrivée des réservistes. Dans le grand Lycée, c'est

(1) Voir G. Homolle. Article Fièvre typhoïde. *Dictionnaire de médecine et de
hirurgie pratiques.* Paris 1881.

après un mois de séjour des élèves dans cet établissement que l'épidémie s'est déclarée.

Les expériences de M. Pasteur et de bien d'autres micrographes ont démontré que les microbes sont très abondants dans l'air des salles encombrées.

Celles qui ont été faites par MM. Strauss et Dubreuilh tendent à prouver que l'air, à sa sortie des poumons, renferme moins de microbes qu'à son entrée(1). D'où l'on peut conclure que les poumons sont surtout des organes d'absorption et que ce n'est pas par cette voie que s'échappent les organismes infectieux figurés; mais il est possible qu'ils rejettent des matières organiques amorphes nuisibles ; la sueur doit avoir aussi ce triste privilège ?

Quoi qu'il en soit, l'air des dortoirs encombrés prépare les individus à recevoir les agents infectieux.

Les dangers qui résultent d'une aération insuffisante des salles où l'on couche ont été étudiés aussi exactement que le permet l'état actuel de la science, par M. E. Bertin Sans, dans son article Ventilation, du Dictionnaire encyclopédique des sciences médicales (1887) (2).

L'acide carbonique que contient l'air confiné qui a été respiré, a ses inconvénients, sans doute, mais on doit redouter bien davantage, dit cet auteur, « les matières organiques rejetées dans les échanges de l'hématose, matières encore mal définies chimiquement, mais dont l'activité physiologique et morbide n'est plus contestable, et qui vont à ce titre depuis la substance putrescible et putride, jusqu'aux ptomaïnes septiques et aux organismes virulents; c'est surtout à ces exhalaisons animales qu'est due l'insalubrité des milieux respiratoires. Ce qui vicie le plus sérieusement l'air clos où respirent les êtres vivants, ce qui le rend nuisible avant qu'il ait pu le devenir par la

(1) Académie des sciences, année 1887.
(2) Dictionnaire encyclopédique des sciences médicales, article Ventilation, p[?] es 732, 733.

consommation de l'oxygène, par l'augmentation de son
acide carbonique ou l'accumulation de la vapeur d'eau,
ce sont, avec quelques gaz étrangers tels que ammoniaque,
hydrogène carboné et sulfuré, acides gras volatils et autres
produits obscurs, les matières organiques en vapeurs ou
plutôt en poussière... qui s'y développent, s'y transforment
et s'y multiplient à l'infini. »

« M. Lemaire a étudié ces matières au microscope, dans
la vapeur d'eau condensée provenant de l'air d'une
caserne; le liquide lui présenta, deux heures après, un
nombre considérable de microphytes et de microzoaires
en voie de développement, et quatre heures plus tard, les
formes plus accusées de bactéries, de vibrions, de mo-
nades. » Les expériences de M. Miquel ont confirmé les
résultats obtenus par M. Lemaire.

Autres causes pouvant altérer l'air. — M. Arnould
insiste d'une manière spéciale sur les effets nuisibles de
l'air qui est chargé de gaz ou d'émanations putrides provenant des fosses d'aisances, des égouts mal irrigués, quoiqu'ils ne contiennent aucun agent infectieux ou contagieux
spécial.

La plupart des établissements dans lesquels des matières
organiques séjournent jusqu'au moment où elles se putré-
fient, peuvent également devenir une cause d'insalubrité;
tels sont les amphithéâtres de dissection, les abattoirs,
les tueries, les boucheries, les séchoirs de cuirs verts, les
fabriques de poudrette, etc...

Pendant la durée des épidémies, certains individus
restent indemnes. Nous allons indiquer quelques-unes
des circonstances qui empêchent, chez eux, l'action des
agents infectieux.

1° Une personne a été atteinte antérieurement de la
maladie régnante;

2° Une autre habite l'hôpital depuis plusieurs semaines,
elle est accoutumée à l'air qu'on y respire, et quoiqu'elle
soit affaiblie par la maladie qui a nécessité son entrée dans

cet établissement, elle résiste à l'influence de l'agent qui produit l'épidémie;

3° Un troisième est venu s'établir, pendant une période d'accalmie, dans un pays où se montre souvent une fièvre infectieuse ; il s'accoutume peu à peu au milieu insalubre dans lequel il vit et lorsque la fièvre infectieuse devient fréquente, il résiste aux influences qui tendent à la développer chez lui.

Nous rangerons parmi les causes qui rendent la résistance moins grande : la misère, les habitations encombrées et mal aérées, une nourriture de médiocre qualité ou insuffisante, un travail excessif. Il en est de même des fatigues intellectuelles exagérées, des émotions morales vives et tristes, de la peur, du découragement.

Les refroidissements peuvent bien hâter l'apparition de la fièvre, la troubler dans sa marche, la rendre plus grave en déterminant des complications, mais ils ne sont pas la cause vraie, la cause déterminante de la maladie infectieuse.

Action des principes infectieux sur les pauvres et sur les riches. — En général, lorsque sévissent les épidémies typhoïdes ou cholériques, c'est la partie de la population la plus mal nourrie, la plus surmenée, celle qui habite des maisons malsaines, des rues mal aérées, recevant des eaux ménagères mêlées de matières excrémentitielles, qui est ordinairement atteinte la première.

Pendant cette première période, la population aisée, riche, bien logée, ne fournit que peu de victimes. Mais si l'épidémie se prolonge, les privilégiés ne peuvent plus résister à l'action répétée des causes qui produisent la réceptivité, et la maladie les atteint à leur tour.

Beaucoup de personnes appartenant à la bourgeoisie ont des habitations de belle apparence, qui ne sont pas irréprochables au point de vue sanitaire. Des fosses non étanches, des tuyaux d'évier sans soupape s'ouvrant à leur partie inférieure dans des puits perdus ou dans des réservoirs à immondices non étanches, rendent ces habitations dangereuses.

Un assez grand nombre d'enfants ou de jeunes gens des deux sexes, appartenant aux classes privilégiées, sont exposés dans les pensions à l'action de dortoirs et de classes encombrés qui contribuent à préparer la réceptivité.

Dans les pensions, la nourriture est souvent médiocre; chez leurs parents, les enfants préfèrent les aliments peu nutritifs et leur entourage n'a pas toujours le courage de les leur refuser.

On exige d'eux un trop grand nombre d'heures de travail et le temps consacré aux exercices corporels et à la promenade est insuffisant; on nous prépare ainsi pour l'avenir des lettrés ou des savants au lieu de nous donner des femmes et des hommes forts et bien portants.

Résumé. — Des faits nombreux exposés dans ce résumé historique, nous croyons pouvoir tirer les conclusions suivantes :

1° La fièvre typhoïde est une maladie infectieuse déterminée par un bacille spécial.

2° Ce bacille et ses spores peuvent pénétrer dans nos organes mêlés à l'air que nous respirons, à l'eau, aux aliments, solides et liquides, que nous introduisons dans notre tube digestif.

3° La contamination de l'eau par des bacilles ou des spores typhoïgènes, doit être rangée parmi les causes fréquentes de la fièvre typhoïde, mais on a un peu exagéré, dans ces derniers temps, la fréquence de son intervention.

4° L'encombrement et la viciation de l'air qui en est le résultat, sont au nombre des influences qui préparent le plus activement la prédisposition à la fièvre typhoïde et rendent cette maladie épidémique.

Nous citerons, dans notre rapport, plusieurs observations de ce genre, qui ont été signalées pendant les épidémies de 1884 à Montbrison, de 1877 et de 1886 à Clermont-Ferrand.

Enfin, nous aurons à indiquer des exemples de transport et de transmission de la même maladie par les réservistes, lorsqu'ils ont quitté Clermont pour retourner dans leur pays.

RAPPORT

SUR L'ÉPIDÉMIE

DE

FIÈVRE TYPHOÏDE

QUI A RÉGNÉ A CLERMONT EN 1886 [1]

————— ·⊷·⊷·⊷· —————

I.

Marche. — Effets de l'encombrement, Statistique.

Avant d'examiner les causes auxquelles on a attribué l'épidémie de fièvre typhoïde qui a régné dans la ville de Clermont pendant les derniers mois de l'année 1886, nous croyons nécessaire de faire l'histoire complète et consciencieuse de cette épidémie.

Cette histoire nous fournira, nous en avons l'espérance, des éléments de contrôle qui ont une certaine importance et qui nous ont conduit à des conclusions qui ne sont pas en accord parfait avec celles qui ont été publiées par MM. Brouardel et Chantemesse.

Nous parlons uniquement ici des conclusions qui concernent l'étiologie de l'épidémie de Clermont, car, en ce qui touche à la pathogénie de la fièvre typhoïde en général, nous partageons complétement les opinions du

(1) Ce Rapport est extrait du *Compte-rendu des travaux des Conseils d'hygiène et de salubrité publiques du département du Puy de-Dôme*. Première livraison. Année 1887.

savant professeur de médecine légale de la Faculté de Paris.

Clermont est bâti sur un monticule de pépérite entouré de calcaires marneux ou d'assises sableuses. Il est battu par tous les vents. Beaucoup de ses rues, surtout dans les bas quartiers, sont étroites, sombres et humides; quelques belles rues, des grandes places et des promenades rendent possible l'aération d'une bonne partie de la ville, cette aération est complétée par les vents intenses qui régnent souvent dans la Limagne.

Le point culminant de la ville de Clermont est à 412 mètres au-dessus du niveau de la mer, la place de Jaude qui est dans la région ouest de la ville est à 386 mètres, la barrière des Jacobins à 361 ; celle d'Issoire est un peu plus élevée que cette dernière (1).

Les ruisseaux de Clermont sont formés par la petite rivière de la Tiretaine qui se divise en deux branches inégales, sur le territoire de Chamalières. La moins importante de ces branches longe, en entrant dans la ville de Clermont, les maisons à numéros impairs de la rue Blatin et les numéros pairs de la place de Jaude; elle répond dans le reste de son trajet aux côtés ouest, sud et est de la ville et se rend de là à Herbet. La plus importante des branches passe au bout de la rue Fontgiève dans la partie nord-ouest du faubourg Saint-Alyre, elle traverse ensuite le cimetière pour gagner la ville de Montferrand.

Le cours de ces deux ruisseaux est beaucoup ralenti par de nombreux moulins dont ils mettent les roues à coupes en mouvement.

Pendant l'été, les jours où l'on arrose en même temps les prairies de Chamalières et les jardins de Clermont, les lits de ces cours d'eau sont presque à sec, et l'odeur infecte

---

(1) Ces hauteurs ont été prises dans un ouvrage de Gonod, ancien bibliothécaire: *La France* (département du Puy-de-Dôme), 1834.

qu'ils présentent habituellement devient insupportable.
On doit comprendre qu'avec des ruisseaux aussi peu importants et déjà insalubres, on ne peut pas songer à renvoyer la totalité des vidanges à l'égout, car ce serait *le tout aux ruisseaux*.

Des égouts anciens existent dans les régions ouest et nord, ils reçoivent les parties liquides de plusieurs fosses et communiquent par les tuyaux de descente avec un grand nombre de cabinets d'aisances ; ils sont encombrés sur plusieurs points. Les égouts nouveaux sont souvent insuffisamment irrigués pendant l'été et l'automne. Les uns et les autres déversent leurs eaux impures dans les ruisseaux fangeux dont nous avons déjà parlé. Le long de ces ruisseaux sont installés de nombreux lavoirs.

Nous devons encore ajouter à ces causes d'insalubrité les rues mal pavées, les fosses d'aisances non étanches, les puits perdus, les vieilles citernes, les cloaques des impasses dans lesquelles l'écoulement des eaux vannes et pluviales est très lent, et nous aurons une idée incomplète encore des conditions insalubres au milieu desquelles vivent les habitants de notre ville principale.

Les eaux potables de Clermont viennent de Royat et des Combes, elles sortent de dessous des coulées de laves dont les origines sont au pied des monts Dômes.

On a attribué à la contamination de ces eaux l'épidémie de 1886? Nous examinerons cette question dans l'article suivant.

Épidémie typhoïde de 1886. — Marche. — L'épidémie qui a régné à Clermont pendant le dernier semestre de l'année 1886, a augmenté brusquement au commencement du mois de septembre, surtout dans certaines casernes de la garnison ; mais plusieurs personnes, avant cette époque, avaient été affectées de fièvre typhoïde dans le chef-lieu de notre département.

Sans remonter bien haut, nous trouvons dans les rensoignements que nous avons recueillis à l'Hôtel-Dieu ou dans ceux qui nous ont été remis par nos confrères, les faits suivants :

1° Le nommé Gottardo, âgé de 14 ans, a été admis, le 28 mai 1886 à l'hôpital pour une fièvre typhoïde légère, il en est parti le 6 juin suivant ;

2° Le jeune Bruyant, élève de rhétorique, a éprouvé une fièvre typhoïde grave qui a débuté au mois de mai, et s'est terminée au mois de juin;

3° Pendant ce dernier mois, un enfant de l'Hôpital-Général a présenté les symptômes de la fièvre muqueuse (Dr FREDET);

4° M. le professeur Bourgade de la Dardie a traité deux typhiques à l'Hôtel-Dieu au mois de juillet : une femme dans la salle Sainte-Marie, un homme dans la salle Saint-Vincent ;

5° Nous avons maintenant quatre cas de fièvre typhoïde à enregistrer pour les dix premiers jours du mois d'août ;

a. Mme Gasquet a commencé à éprouver de la céphalalgie le 30 juillet (1); elle est partie pour La Bourboule le 1er août. Lasse de lutter contre la fatigue, elle s'est alitée le 4 août, elle est morte le 16 d'une fièvre typhoïde parfaitement caractérisée (Dr GAGNON). Cette dame habitait, à Clermont, le quartier Sainte-Claire;

b. La petite Jally, âgée de 17 ans, a été atteinte d'une fièvre typhoïde peu grave le 4 août, elle a été reçue à l'Hôtel-Dieu le 15; elle est sortie de cet hôpital, bien guérie, le 17 septembre ; elle habitait, au moment où elle est devenue malade, un couvent de la rue Sainte-Claire;

c. Une petite fille âgée de cinq ans était venue à Clermont en vacance chez sa tante, qui est religieuse à l'Ecole d'accouchement, elle a commencé à être souffrante vers

---

(1) M. Chantemesse a attribué la maladie de cette dame à ce qu'elle avait bu, aux Bughes, un verre d'eau provenant du Puits Vernis.

Les habitants de ce quartier sont devenus malades après le 25 août. Nous reparlerons plus loin de cette observation.

le 9 août, elle s'est alitée le 20 du même mois, elle était affectée d'une fièvre muqueuse à forme rémittente (1). Elle était bien rétablie au bout d'un mois, époque où elle a quitté le couvent (Dr LEDRU);

d. La femme du sous-officier qui garde la prison de la caserne d'Assas, a été très fatiguée au commencement du mois d'août, elle s'est alitée le 10, elle était atteinte d'une fièvre typhoïde bien prononcée qui s'est terminée par la guérison (Dr MOSSIER).

Il résulte de cet exposé que, avant le 11 août, trois personnes affectées de fièvre typhoïde ou de fièvre muqueuse ont été observées à Clermont dans le quartier de Sainte-Claire et une quatrième dans le quartier de la caserne d'Assas, avenue de la République.

Quinze jours avant l'invasion de l'épidémie de septembre, la fièvre typhoïde semble se préparer à envahir la garnison. Nous trouvons en effet dans une note que M. le docteur Papillon a bien voulu nous adresser les phrases suivantes (2) : « A Clermont, pendant la deuxième quinzaine d'août, le 139e de ligne a présenté une augmentation considérable de maladies de l'appareil gastro-intestinal, et déjà quelques embarras gastriques tournent à la fièvre muqueuse. Le 16e d'artillerie n'a encore rien. Le 36e d'artillerie signale des diarrhées et des embarras gastriques vers la fin du mois d'août. »

Ajoutons encore qu'un ordonnance militaire qui habitait la route de Bordeaux, près des Salins, a été atteint d'une fièvre typhoïde sérieuse, le 24 août 1886 (Dr PAPILLON).

Il est présumable que le soldat réserviste Dessapt, Jean,

---

(1) Les élèves de l'Ecole d'accouchement sont entrées dans cet établissement le 15 novembre 1886, elles y sont restées jusqu'au 25 mars 1887, aucune d'elles n'a été atteinte de fièvre typhoïde ou muqueuse, elles buvaient de l'eau de Clermont non bouillie. (Drs NIVET et LEDRU.)

(2) M. le docteur Papillon, directeur du service de santé du 13e corps d'armée, a assisté, pendant la durée de l'épidémie, à l'une des séances du Conseil d'hygiène de Clermont; il a bien voulu communiquer au vice-président de ce Conseil de nombreux renseignements statistiques militaires qui ont été utilisés dans ce Rapport.

âgé de 23 ans, qui est entré à l'Hôtel-Dieu le 1er septembre, et qui est mort le 8 du même mois, était malade
depuis plusieurs jours avant son arrivée à l'hôpital.

Dans la population civile on nous a signalé de nouveaux
cas de fièvre typhoïde, pendant la deuxième quinzaine
du mois d'août ; nous allons en indiquer quelques-uns.

1° Ronzier, Marguerite, âgée de 17 ans, affectée de
fièvre typhoïde, a été reçue à l'Hôtel-Dieu le 21 août, elle
y a séjourné jusqu'au 9 novembre ;

2° La nommée Marie Faure, âgée de 23 ans, est entrée
à l'Hôtel-Dieu de Clermont le 30 août 1886, pour s'y
faire traiter d'une fièvre typhoïde. Elle était malade depuis
trois jours, elle est morte le 6 septembre (Dr NIVET) ;

3° Barrier, clerc de notaire, âgé de 28 ans, après avoir
résisté pendant plusieurs jours aux maux de tête et à l'état
de faiblesse qu'il éprouvait et qui étaient antérieurs au
26 août, a fait appeler le docteur Ledru le 30 août ; il avait
eu une épistaxis au début, puis de la diarrhée, du délire,
de l'agitation alternant avec une grande prostration des
forces. Cette maladie a été longue et aussi la convalescence (Dr LEDRU).

L'épidémie de fièvre typhoïde a débuté le 3 août dans
la ville de Montferrand.

Les renseignements que nous allons donner, sur cette
épidémie, sont extraits d'une note fort intéressante qui
nous a été communiquée par le docteur Léoty, qui habite
et exerce dans cette dernière ville.

Nous allons d'abord citer les typhiques qui sont devenus
malades avant le 10 août :

1° Un homme, nommé Martial, âgé de 28 ans, a été
affecté d'une fièvre typhoïde, le 3 août ; il a succombé ;

2° La femme Gallière, âgée de 54 ans, a été atteinte, le
4 août, d'une fièvre muqueuse qui s'est terminée d'une
manière heureuse ;

3° Il en est de même de la fille Labussière, âgée de 16
ans, chez laquelle la fièvre a débuté le 7 août ;

4° Dubourgnoux, âgée de 23 ans, servante à Montferrand, qui a offert aussi les symptômes d'une fièvre muqueuse, s'est rendue à l'Hôtel-Dieu le 9 août, elle en est sortie guérie le 30 septembre suivant;

5° La femme Calart, âgée de 66 ans, est devenue malade le 10 août, elle a résisté à la fièvre muqueuse dont elle a présenté les symptômes.

Pendant le reste du mois d'août des fièvres muqueuses ou typhoïdes, plus ou moins graves, continuent de sévir à Montferrand. Nous avons d'abord à signaler :

1° La femme Rochon, âgée de 40 ans, qui a éprouvé les symptômes d'une fièvre muqueuse dès le 11 août; 28 jours de maladie, guérison ;

2° Chambriat, enfant âgé de 8 ans, a eu la fièvre muqueuse dès le 16 août; la maladie a duré 19 jours;

3° La femme Quesne, âgée de 26 ans, atteinte de la même fièvre le 16 août, est restée malade pendant 16 jours (Dr Léoty);

4° La femme Favard Françoise, domiciliée à Montferrand, âgée de 23 ans, ayant une fièvre muqueuse , est arrivée à l'Hôtel-Dieu le 21 courant, elle en est sortie le 5 octobre en pleine convalescence.

Examinons immédiatement les conséquences que l'on peut tirer de l'épidémie de Montferrand pour éclairer l'étiologie de la fièvre qui régnait dans cette ville.

Est-ce l'eau potable de Clermont contaminée par les matières typhiques de la dame de Lyon, logée au chalet B... à Royat, qui a été la cause de cette épidémie? Cette dame est arrivée le 6 août à Royat, elle est devenue malade le 10.

Résumons les faits statistiques qui concernent Montferrand.

1° Typhiques devenus malades du 1er au 10 août..... 5
2°   —   —   du 10 au 31 août..... 3
3°   —   —   du 1er au 15 septembre 4
4°   —   —   du 16 au 30 septembre 4

Voilà des chiffres qui ne concordent pas avec l'intervention attribuée à l'étrangère; depuis sa maladie, le nombre des typhiques a un peu diminué, à Montferrand, au lieu d'augmenter.

L'encombrement, ses effets. — Revenons à Clermont. Il résulte de l'exposé que nous avons fait précédemment, que des fièvres typhoïdes se sont succédé sans interruption depuis le commencement de mai jusqu'à la fin de juillet, que le nombre des typhiques avait été de quatre pendant les dix premiers jours du mois d'août dans la population civile, lorsque, le 3 septembre, 13 à 14 jours après l'arrivée des réservistes du 139° régiment de ligne, la maladie régnante a envahi la garnison et a pris le caractère épidémique. L'encombrement relatif provoqué par l'arrivée des réservistes, nous a rappelé les observations que M. le docteur Rochard a présentées, en 1883, à la Société de médecine publique de Paris. Ces observations étaient destinées à expliquer la genèse de la réceptivité qui favorise l'action des germes typhoïgènes sur l'espèce humaine, et à répondre à une lecture de N. Guéneau de Mussy sur l'action des eaux contaminées, étudiées comme cause de la fièvre typhoïde.

Nous allons reproduire les passages principaux de cette communication fort instructive.

Je suis convaincu, dit M. Rochard, que les eaux potables contaminées sont le véhicule le plus habituel des agents de propagation de la fièvre typhoïde, mais il ne faudrait pas attribuer à cette cause une importance exclusive. Les eaux ne sont que l'agent de transmission, et au point de vue de la genèse, l'encombrement a une importance bien autrement grande. On perd trop facilement de vue aujourd'hui ce facteur de premier ordre. Les opinions ont complètement changé depuis trente ans.

« A cette époque on considérait l'air comme l'unique moyen de transmission des maladies infectieuses, et la respiration comme la seule voie d'introduction des principes contagieux dans l'organisme. Les Anglais nous ont prouvé que les eaux pouvaient jouer le même rôle et le jouaient peut-être plus souvent que l'atmosphère, ils ont aussi prouvé que les voies digestives, qui servent à l'introduction des aliments et des boissons, pouvaient tout aussi bien servir de porte d'entrée aux miasmes, aux éléments figurés; en ce faisant les Anglais ont rendu service à l'hygiène, mais ils ont peut-être accordé une importance trop grande à la cause qu'ils avaient signalée, et aujourd'hui ils n'en admettent, ou du moins, ils n'en signalent plus d'autres. »

« Soyons moins exclusifs qu'eux, ajoute M. Rochard, et restons sur le terrain de l'observation (1). Une expérience séculaire nous a prouvé que la fièvre typhoïde apparaît fatalement dans les milieux encombrés. » Ne l'oublions pas.

Avant de continuer notre description, nous devons faire remarquer ici :

1° Que les réservistes, à une exception près, sont restés étrangers à l'épidémie pendant leur séjour à Clermont. Ce sont les soldats de la garnison qui ont été atteints par la maladie régnante. Mais plusieurs de ces réservistes ont été affectés de fièvre typhoïde, après leur retour dans leurs familles; nous nous occuperons d'eux plus tard;

2° Que le 16e régiment d'artillerie logé dans une caserne malsaine, a fourni un grand nombre de typhiques, quoiqu'il soit remonté, à deux reprises différentes, dans le camp de la région montagneuse, où sa santé s'améliorait à chaque voyage.

La première aggravation de l'épidémie typhoïde qui a régné à Clermont pendant les mois de septembre et d'octobre 1886, a été peu meurtrière dans la population civile, elle a sévi avec une certaine intensité dans les casernes, et notamment dans celles d'Assas et des Paulines.

_____

(1) *Revue d'hygiène de* 1883, page 157.

La caserne des Paulines est malsaine, et la caserne d'Assas, nous l'avons dit, avait reçu ses réservistes le 20 août, 13 à 14 jours avant la recrudescence de l'épidémie.

Statistique. — Le nombre des fièvres typhoïdes a augmenté jusqu'au 29 septembre, époque où elles sont devenues moins nombreuses, sans cesser tout à fait.

La première section des réservistes était partie le 21 septembre.

Les tableaux statistiques, qui nous ont été communiqués par M. le docteur Papillon, nous ont fourni, pour le mois de septembre, les chiffres suivants; ils confirment les assertions que nous venons de formuler :

Régiments	Nombre des malades	Nombre des décès	effectifs
139e de ligne.........	58	4	868
16e d'artillerie.......	31	4	1.092
36e d'artillerie.......	20	1	866
13e section d'ouvriers.	3	1	147
Totaux...........	112	10	2.973

Revenons au 14 septembre. A cette époque, le 16e d'artillerie monte au camp de la Fontaine-du-Berger, qui est au pied des montagnes; il avait été assez rudement éprouvé avant son départ, il ne tarde pas à reconquérir un état de santé meilleur, et quand il redescend à Clermont, tous ses hommes sont valides. Il s'est rendu dans cette ville le 26, pour recevoir ses réservistes, qui sont arrivés le 27 septembre.

La présence de ces derniers n'a pas sensiblement augmenté l'épidémie, qui a été modérée pendant le mois d'octobre ; mais le retour du 16e d'artillerie dans sa caserne n'a pas tardé à provoquer une augmentation du nombre des typhiques dans ce régiment durant les mois d'octobre, de novembre et de décembre.

Pendant le mois d'octobre, la statistique militaire nous a donné les chiffres suivants :

Régiments	Nombre des malades	Nombre des décès
16ᵉ d'artillerie.........	24	2
36ᵉ d'artillerie	10	2
139ᵉ de ligne	7	2
13ᵉ section d'ouvriers..	1	»
Bataillon de chasseurs.	1	»
Totaux..........	43	6

Les réservistes sont repartis le 24 octobre.

Le 36ᵉ d'artillerie a reçu ses réservistes le 28 octobre, l'accalmie avait commencé le 27 du même mois, elle a continué jusqu'au 20 novembre ; dès le lendemain, vingt-trois jours après l'arrivée de la troisième série des réservistes, l'épidémie réaugmente d'une manière rapide, effrayante : le 26, on reçoit cinq malades à l'Hôtel-Dieu; le 27, autant; le 28, six; le 27 et le 30, neuf; le 2 décembre, douze; le 6, ce nombre est réduit à neuf, puis la maladie décroît rapidement, pour s'apaiser complètement le 30 décembre.

Statistique militaire de novembre :

Régiments	Nombre des malades	Nombre des décès
36ᵉ d'artillerie.......	14	5
16ᵉ d'artillerie	33	1
139ᵉ d'infanterie......	8	»
13ᵉ section d'ouvriers..	1	»
Totaux..........	56	6

Les deux mois de novembre et de décembre sont inséparables. La deuxième recrudescence de l'épidémie correspond, en effet, au dernier tiers du mois de novembre et au premier tiers du mois suivant. Cette réserve faite, nous allons consigner ici la statistique militaire du mois de décembre :

Régiments	Nombre des malades	Nombre des décès
16ᵉ d'artillerie.........	55	7
36ᵉ d'artillerie.........	28	3
139ᵉ de ligne..........	7	3
13ᵉ section d'ouvriers .	3	»
Bataillon de chasseurs.	3	»
Totaux...........	96	13

Afin de bien faire ressortir l'influence de la seconde recrudescence de l'épidémie sur les deux régiments d'artillerie, nous allons rapprocher les uns des autres les nombres des fièvres typhoïdes observées dans chaque corps et les quantités de décès occasionnés par elles pendant les mois de novembre et de décembre et la première quinzaine de janvier. Ces derniers appartiennent évidemment à l'épidémie de 1886.

Deuxième recrudescence de l'épidémie du 1ᵉʳ novembre au 31 décembre :

		36ᵉ d'art.	16ᵉ d'art.	139ᵉ d'inf.
Nombre des décès	Novembre.............	5	1	»
	Décembre.............	3	7	3
	1ʳᵉ quinzaine de janvier...	3	1	»
	Totaux.............	11	9	3
Nombre des malades	Novembre.............	14	33	8
	Décembre.............	28	55	7
	Totaux	42	88	15

L'effectif du 36ᵉ d'artillerie était de 866 hommes.

Celui du 16ᵉ d'artillerie, de 1,092 hommes.

C'est la prédominance des décès dans le 36ᵉ régiment d'artillerie qui a accentué l'influence nuisible des réservistes logés dans la caserne de Desaix, depuis le 28 octobre jusqu'au 24 novembre 1886.

On voit, d'après les renseignements qui précèdent, que le 16e d'artillerie a continué de payer un large tribut à l'épidémie. Et cependant on a répandu des désinfectants un peu partout, dans sa caserne, pendant ses voyages en montagne, on a, en outre, tenté un déplacement qui n'a pas donné de bons résultats.

La caserne A, où sont installés 60 chasseurs et 20 ouvriers environ, est située sur le boulevard Trudaine qui fait suite au cours Sablon. Pendant la première partie de l'épidémie, les chasseurs ont fourni un seul typhique ; ils buvaient de l'eau non bouillie.

Vers le 15 octobre, on a logé une partie du 16e d'artillerie dans la caserne du boulevard Trudaine (Cne A). On avait donné l'ordre aux chasseurs de boire de l'eau bouillie. Malgré cette précaution, quatre d'entre eux furent atteints, au bout de peu de jours, d'embarras gastriques et trois autres de fièvre typhoïde.

L'administration se décida alors à renvoyer, une fois encore, dans le camp de la région montagneuse, le 16e d'artillerie, dont le voisinage était si dangereux. Ce régiment revint à Clermont le 20 décembre, sa santé était très améliorée.

L'épidémie de fièvres typhoïdes a cessé, dans la garnison de Clermont, à la fin de décembre. Cependant sept cas de fièvre typhoïde sont portés en janvier, dans le tableau A de la stastistique militaire ; nous allons indiquer leur origine.

« Le malade appartenant au 16e d'artillerie est entré pour une rechute ; celui du 19e dragons est un cas nouveau, son corps est à St-Etienne. Sur les cinq autres soldats de la 1re section d'infirmiers, trois appartenaient à Vichy, deux autres faisaient partie du petit détachement de Clermont arrivé récemment de la même ville. Ce ne sont pas là des malades ayant pris leurs fièvres dans les salles militaires de l'Hôtel-Dieu ou dans les casernes de la ville de Clermont (Dr PAPILLON).

» Quant aux réservistes qui sont venus à Clermont pour faire leurs vingt-huit jours, nous nous bornerons à dire ici qu'ils étaient bien surveillés et que, aussitôt qu'ils étaient indisposés, on les faisait partir pour leur pays; on en a renvoyé ainsi une soixantaine (1). »

Une enquête ouverte par M. le Préfet du Puy-de-Dôme au mois de juin 1887, a mis à notre disposition de nombreuses lettres écrites par les médecins du département du Puy-de-Dôme. Elles nous ont permis de suivre jusque dans leur pays les réservistes qui avaient pris avant leur départ de Clermont, les germes de la fièvre typhoïde. Sur nos 200 réservistes, 60 ont été renvoyés avant la fin des exercices, 41 ont été atteints de fièvre muqueuse ou de fièvre typhoïde, 11 sont morts, ils ont ainsi donné 1 décès pour 18 ou 19 réservistes.

Pendant la seconde recrudescence qui a commencé le 11 novembre au grand Lycée, le 21 dans les casernes, l'épidémie a continué de sévir d'une manière sérieuse dans la caserne des Paulines, elle a été menaçante dans le grand Lycée, elle a été grave dans la caserne de Desaix et dans la région orientale de la ville de Clermont où l'on rencontre en allant du nord au sud : le boulevard Trudaine, le cours Sablon et le Jardin des Plantes (Jardin Lecoq). C'est la partie la plus belle et l'une des mieux habitées de Clermont, mais c'est aussi la plus fréquentée par les militaires.

Dans la partie la plus élevée, on trouve le grand Lycée, qui tient à la ville; au-dessous du cours Sablon, sont situés la caserne des Paulines, le petit Lycée et le petit Séminaire.

Une autre circonstance importante doit être rappe-

(1) Un seul de ces réservistes a été atteint de fièvre typhoïde pendant son séjour à Clermont où il est mort le 17 septembre; il s'appelait Beraudias. Nous avons laissé ce réserviste en dehors de notre statistique.

lée. Dans l'une des maisons du cours Sablon, où sont logés les bureaux de l'un des inspecteurs principaux du chemin de fer, la fièvre typhoïde s'est montrée, depuis dix ans, à cinq reprises différentes et notamment en 1877. En 1886 on y a observé cinq typhiques, deux jeunes filles, un jeune homme, deux domestiques. L'une des demoiselles a succombé. Les fosses d'aisances non étanches communiquaient librement avec les éviers des cuisines et les cabinets d'aisance (1).

Malgré toutes ces circonstances aggravantes, nous verrons bientôt que tout compte fait, le tribut payé à la mort par la population civile, a été beaucoup moins grand que celui payé par la population militaire.

L'épidémie, parmi les habitants de Clermont, a beaucoup diminué vers la fin de l'année; cependant les docteurs Fouriaux, Tixier et Fredet nous ont signalé un certain nombre de typhiques pendant le mois de janvier. Le dernier a été observé par M. Tixier, le 4 février 1887. Nous devons ajouter que sept personnes sont mortes de la fièvre typhoïde pendant le mois de février.

La population civile de Clermont est de 37,305 habitant, il nous a été impossible de nous procurer une statistique exacte des fièvres typhoïdes plus ou moins graves qui ont été observées, pendant l'épidémie de la fin de l'année 1886; on peut estimer, d'après les listes de la police et les renseignements supplémentaires que nous avons recueillis, que le nombre des typhiques a dépassé 300.

Nous avons trouvé dans les registres de l'état civil des déclarations établissant que le nombre des morts par la fièvre typhoïde a été, dans la même période de temps, de 40.

Voici quelles ont été les proportions des décès en tenant compte de l'âge des sujets (2).

(1) C'est par erreur que MM. Brouardel et Chantemesse ont placé le cours Sablon dans la partie méridionale de Clermont.

(2) Dans cette statistique, ne sont pas compris les militaires des casernes, les réservistes et les lycéens. Les gendarmes n'ont eu aucun typhique.

Ville de Clermont, habitants :

Âgés de	Population civile	Nombre des décès	Proportion 1 sur	
1 à 10 ans......	5.799	4	·1.449	habitants.
10 à 20 —	6.159	12	313	—
20 à 30 —	5.642	17	332	—
30 à 40 — ...,.	5.572	3	1.857	—
40 à 50 —	4.576	1	4.576	—
50 à 60 —	3.798	3	1.266	—
60 à 70 —	2.917	»	»	—
70 à 80 —	1.968	»	»	—
80 à 90 —	550	»	»	—
90 à 100 —	46	»	»	—

Ville de Montferrand, habitants :

	Population civile	Nombre des décès	Proportion 1 sur	
De tous âges...	5.882	3	1.920	habitants.

L'apparition de l'épidémie parmi les élèves du grand Lycée de Clermont a été effrayante.

L'existence à Clermont de nombreuses fièvres typhoïdes avait fait ajourner la rentrée des élèves internes de cet établissement; l'accalmie qui se montra à la fin du mois de septembre, engagea l'Administration universitaire à faire revenir les lycéens; leur retour eut lieu le 11 octobre.

A cette époque, notre grand Lycée n'était pas dans des conditions sanitaires satisfaisantes; les deux grands dortoirs géminés ne pouvaient pas être suffisamment aérés, on y avait accumulé un trop grand nombre de pensionnaires, les fosses d'aisances n'étaient point étanches.

Aussi écrivions-nous, le 27 octobre 1886, à M. le Préfet du Puy-de-Dôme, la phrase suivante : « Les élèves du grand Lycée sont rentrés, l'épidémie ne s'est point encore montrée parmi eux; ces élèves n'ont point subi, pendant un temps suffisamment long, l'influence des dortoirs. »

C'est seulement du 11 au 15 novembre, après un séjour d'un mois dans les bâtiments du Lycée que les prodromes de la fièvre typhoïde se sont montrés chez un grand nombre de pensionnaires.

La Commission d'hygiène se réunit le 20 novembre; elle conseilla de licencier les élèves. Tous ceux qui étaient effrayés ou malades, furent autorisés à quitter Clermont après l'arrivée du consentement de leurs parents.

Dix-neuf d'entre eux profitèrent de cette autorisation. Revenus dans leur famille, tous furent atteints de fièvre muqueuse ou typhoïde, quatre succombèrent.

Enfin l'ordre de licencier les élèves arriva, et ils furent tous renvoyés dans leurs pays le 1er décembre. Trente nouveaux élèves payèrent leur tribut à l'épidémie de Clermont, deux moururent. En résumé, le grand Lycée comptait 255 pensionnaires, 41 ont été atteints de fièvre muqueuse ou typhoïde, six sont morts. La proportion est de 1 décès sur 42 ou 43 élèves. Que serait-il arrivé si l'on n'avait pas licencié notre grand établissement universitaire?

Le petit Lycée où étaient réunis 90 élèves, est parfaitement installé dans un bâtiment neuf; quoique très rapproché de la caserne des Paulines, il n'a fourni que trois fièvres muqueuses et une fièvre typhoïde.

Il nous paraît intéressant d'étudier comparativement ce qui s'est passé parmi les élèves du grand Lycée qui couchaient en dehors de cet établissement.

Le nombre des élèves externes était de 105, celui des demi-pensionnaires de 49, en tout 154; sur ce nombre huit ont été affectés de fièvre typhoïde ou muqueuse, mais aucun d'eux n'est mort.

Et cependant tous les élèves internes et externes buvaient l'eau des fontaines de Clermont non bouillie.

Nota. — L'Administration du grand Lycée (lycée Blaise-Pascal), qui trouve avec raison que ses élèves sont trop à l'étroit, a réclamé depuis longtemps la construction de nouveaux dortoirs; on n'a pas fait droit à ses réclamations, cela est très fâcheux.

Dans le petit Séminaire nous comptons 165 pensionnaires et 120 externes ou demi-pensionnaires.

Quatre élèves internes ont eu des fièvres muqueuses ou typhoïdes; un seul maître a été atteint de la même fièvre, tous se sont rétablis.

Parmi les externes, huit ont payé leur tribut à l'épidémie, un seul a succombé, c'est le jeune Louis de L. (Dr DOURIF.)

Le grand Séminaire de Montferrand est habité par 250 personnes, point de dortoirs, chaque élève a sa cellule. Cinq élèves ont éprouvé des fièvres muqueuses ou typhoïdes, point de décès. (Dr DOURIF.)

Ces cinq malades doivent être ajoutés aux 36 typhiques observés par M. le docteur Léoty, dans la ville de Montferrand.

Nous devons rappeler en terminant que le nombre des habitants de Montferrand étant de 5882, et le nombre des morts pendant l'épidémie qui a commencé le 3 août, étant de 3, la proportion des morts a été de 1 sur 1920. Peut-on sérieusement dire qu'il y a eu épidémie dans cette ville?

Quelques mots sur les symptômes des fièvres typhoïdes de 1877 et de 1886.

Parmi les militaires comme parmi les civils, on a observé, en 1877, les mêmes symptômes. Chez les uns comme chez les autres, on a noté des recrudescences régulières qui se montraient ordinairement le soir, chez quelques malades ces recrudescences ont présenté les caractères de véritables accès pernicieux.

Cette forme rémittente a été notée par MM. les docteurs Bourgade, Fredet, Ledru, Barberet et Nivet.

Lorsque la rémittence était bien prononcée, on administrait la quinine qui dédoublait pour ainsi dire la maladie, elle la diminuait ou faisait disparaître les paroxysmes

du soir, et la maladie simplifiée guérissait plus facilement.

Le caractère rémittent a été également observé chez
beaucoup de typhiques en 1886, la température augmentait
le soir de un à deux degrés, le pouls devenait plus
fréquent, l'agitation et le délire étaient plus considérables,
mais nous n'avons pas trouvé que les accès intermittents
fussent aussi bien caractérisés qu'en 1877.

Nous avons encore fait une autre remarque : les fièvres
muqueuses ont été plus tenaces, plus insidieuses, un petit
nombre de malades avaient une fièvre modérée, puis du
quinzième au vingtième jour la maladie se compliquait
d'hémorrhagies intestinales, de broncho-pneumonie ou
d'accidents cérébraux, et beaucoup de malades succom-
baient. La convalescence était généralement longue.

II

Critique étiologique.

L'épidémie de Clermont, annoncée par une série non
interrompue de fièvres typhoïdes, qui se sont montrées
dans la population civile, pendant les mois de mai, de
juin et de juillet, devint plus sérieuse pendant le mois
d'août, elle éclata dans les trois premiers jours du mois
de septembre, dans les casernes et spécialement dans
celle d'Assas, où était logé le 139ᵉ régiment d'infanterie de ligne qui, 13 à 14 jours avant cette époque, avait
reçu ses réservistes.

Quelques médecins et un petit nombre d'ingénieurs
affirmèrent alors que l'épidémie régnante était due à la
contamination de l'eau potable par des matières fécales
d'origine typhique.

Afin de donner plus de poids à leur opinion, qui n'était
appuyée sur aucune observation microscopique, ils publiè-
rent plusieurs relations d'épidémies qui avaient été occa-
sionnées par des eaux ainsi contaminées.

Quant à la possibilité de la transmission par l'air et par les personnes, il en était à peine question.

Fréquence de la contamination par les eaux. — Nous allons remplir cette lacune en reproduisant de nouveau la statistique citée dans le n° VII du *Board of Health :* sur 144 épidémies locales de fièvres typhoïdes, 99, au dire de N. Guéneau de Mussy, devaient être attribuées au mélange des matières fécales avec des eaux potables ou du lait. Il résulte de cette appréciation que 45 épidémies avaient pu être déterminées par l'air chargé de spores ou de bacilles typhoïgènes, et que la production d'une épidémie typhique par cette dernière cause était moins rare qu'on ne le disait alors et qu'on ne le dit encore aujourd'hui.

Le groupe des impatients gourmandait le Conseil d'hygiène, parce qu'il mettait peu d'empressement à incriminer les eaux potables de Clermont ; les habitants de Royat et le commerce de Clermont lui reprochèrent plus tard de ne pas avoir proclamé assez tôt la pureté parfaite de ces mêmes liquides.

Le Conseil d'hygiène, après avoir vérifié les assertions des accusateurs, n'ayant pas reconnu qu'elles fussent fondées, se tint sur la réserve et, dans sa séance du 20 novembre, il approuva la proposition suivante : « Prenant en grande considération les renseignements qui lui ont été donnés par MM. Fredet, Huguet et Nivet, le Conseil d'hygiène et de salubrité publiques de Clermont-Ferrand pense qu'il commettrait une grave imprudence, s'il incriminait les eaux potables de Clermont, avant qu'un habile micrographe ait constaté, dans ces liquides, la présence du bacille typhoïgène. »

Eh bien ! cette preuve, que réclamait le Conseil, ne lui a pas été donnée à cette époque ni depuis.

A la fin de décembre, un savant hygiéniste et un habile micrographe furent envoyés de Paris pour étudier l'épidémie de Clermont; c'était un peu tard, elle était sur son déclin.

M. Chantemesse, arrivé le premier, prit des informations minutieuses. Il visita les lieux et recueillit un grand nombre d'échantillons d'eaux de fontaine, de puits et de ruisseaux. Il ne jugea pas convenable de provoquer la réunion du Conseil d'hygiène et de salubrité publiques de Clermont.

Recherche des bacilles dans l'eau. — Le passage suivant du rapport de MM. Brouardel et Chantemesse va nous apprendre quel a été le résultat de l'examen des échantillons emportés. « Divers échantillons d'eau ont été pris aux regards du Gros-Bouillon, de Lussaud, etc..... Les examens et les recherches bactériologiques ont été faits dans le laboratoire du professeur Cornil, par l'un de nous (M. Chantemesse), en collaboration avec M. Widal. Dans l'eau courante venant de Royat, prise le 29 décembre, quatre mois après le début de la première épidémie, *nous n'avons pas trouvé le bacille typhique* (1). »

Cette conclusion négative s'applique évidemment aux autres échantillons d'eau que M. Chantemesse a recueillis le 29 décembre, en présence de M. Dalechamps, au premier regard *épuratoire*, dans le réservoir de la grotte des sources de Clermont, dans le réservoir des Roches, dans le puits du laitier des Bughes, etc.....

M. Chantemesse n'a certainement pas oublié le réservoir de la caserne des Paulines, l'un des foyers d'infection les plus actifs, il n'en parle pas, ce qui nous autorise à supposer que le microscope n'a révélé la présence d'aucun bacille dans l'eau de ce réservoir.

Les médecins qui ont prétendu que la contamination des eaux potables de Clermont était la cause de la première recrudescence de l'épidémie (3 septembre), ont pensé que cette contamination avait été produite par l'in-

(2) Vingt à trente jours après la recrudescence de novembre et décembre.

troduction dans les conduits des eaux de Clermont, de
matières typhiques provenant d'une dame de Lyon qui,
arrivée le 6 août à la villa B..., a été atteinte, le 10 du
même mois, d'une fièvre typhoïde.

Nous devons rappeler que la fièvre typhoïde existait à
Clermont depuis le mois de mai, que des malades atteints
de cette fièvre ont été constamment observés à Clermont
jusqu'à la fin de juillet et que du 1er au 10 août, nous avons
compté quatre typhiques dans la ville de Clermont.

Reprenons maintenant le récit des faits : On ne pouvait évidemment pas demander à M. Chantemesse de
retrouver la génération des bacilles, dont l'invasion
remontait, disait-il, au mois d'août, alors surtout qu'une
accalmie presque complète avait eu lieu parmi les militaires du 9 au 20 novembre.

La deuxième recrudescence a commencé le 11 novembre,
au lycée Blaise-Pascal; dans les casernes, le 21; le maximum des entrées à l'Hôtel-Dieu correspond au 2 décembre, l'épidémie s'est terminée à la fin de décembre
dans la population militaire, au commencement de février
dans la population civile.

Le petit Charrier, de Royat-village, dont la maladie
était mal caractérisée, a été accusé d'avoir fourni les agents
typhiques qui ont occasionné cette deuxième recrudescence. Cet enfant est devenu malade le 25 octobre, il est
mort le 10 novembre.

Si ses matières ont pénétré dans le regard du Gros-
Bouillon, par l'intermédiaire du bief des moulins, on pouvait en trouver la trace à la fin de décembre, car, d'après
M. Chantemesse, l'eau potable est un bon liquide de culture et les bacilles peuvent s'y conserver plusieurs
mois.

MM. Chantemesse et Widal déclarent qu'ils n'ont pas
trouvé le microbe typhique dans le regard du Gros-Bouillon, ni dans celui de Lussaud.

Nous sommes autorisé à croire qu'ils ne l'ont pas décou-

vert non plus dans le premier regard *épuratoire*, la partie
la plus mauvaise de la canalisation des eaux de Clermont,
ni dans les réservoirs des Roches que l'on nettoie rarement à vif-fond et dans lesquels on retenait, presque
toutes les nuits, l'eau des sources de Royat, pendant qu'on
y faisait refluer celle des Combes; ce qui entraînait nécessairement le mélange de ces diverses eaux.

Bacilles dans le réservoir Moser. — Un réservoir
particulier, placé dans la cuisine de la maison de M. Moser,
qui est située rue d'Amboise, a seul fourni l'agent
infectieux qui a été trouvé par MM. Chantemesse et
Widal.

La découverte tardive accomplie dans la rue d'Amboise, rentre dans l'ordre des faits auxquels on peut appliquer l'objection qui a été formulée dans la Revue d'hygiène
et de police sanitaire du 20 janvier 1887, par M. Arnould.
Nous allons la reproduire complétement : « Les bacilles,
dit-il, ont été trouvés dans l'eau *après l'épidémie et non
avant, ni même pendant; d'où il suit que l'épidémie a pu
être la cause de la présence des bacilles typhoïdes dans
l'eau, mais l'inverse n'est pas démontré* (1). »

Ailleurs, le docteur Arnould, parlant de la contamination de l'eau du réservoir Moser, ne paraît pas croire que
les microbes qu'on y a trouvés viennent de Royat. D'après
lui, « ce serait la malade qui aurait empoisonné l'eau du
réservoir et non celle-ci qui aurait typhoïsé les habitants
de Clermont (2). »

Si l'on mettait en doute l'opinion que nous venons de
rappeler, on pourrait encore trouver l'origine des bacilles
de la rue d'Amboise, dans les poussières qui viennent de
la cour de la caserne des Paulines, qui est à 40 mètres de
la maison de M. Moser, et qui a été l'un des foyers typhiques
les plus actifs et les plus dangereux de la ville de Clermont.

(1) Mlle Moser a été atteinte d'une fièvre muqueuse le 5 novembre ; l'échantillon de
l'eau du réservoir a été pris à la fin de décembre.
(2) *Revue sanitaire de Bordeaux*, 25 juin 1888, page 93.

Nous savons, et ce sont MM. Chantemesse et Widal qui nous l'ont appris, que les spores du bacille typhoïgène résistent longtemps à la dessiccation et qu'elles peuvent être transportées par l'atmosphère, évidemment sous la forme de poussières.

Le tuyau de métal qui conduit les eaux de la ville chez M. Moser, provient de la *canalisation commune* à cette partie de la ville, il alimente d'abord un robinet qui est dans l'office de la salle à manger, il s'ouvre ensuite dans le réservoir dont l'eau a été incriminée.

Le rapport de M. Chantemesse et de son collaborateur dit que de la partie inférieure du réservoir part un tuyau en plomb, terminé par un robinet; c'est là qu'était prise l'eau en usage dans la maison.

« Une petite fille qui buvait cette eau, à son goûter, a eu la fièvre typhoïde. » (BROUARDEL et CHANTEMESSE).

Nous laissons M. Moser rectifier lui-même cette assertion; l'observation suivante a été écrite par cet ingénieur, elle est entre nos mains :

« Mlle L. Moser est restée à la campagne, à la Bastide, près de Langogne (Lozère), pendant tout le mois d'août 1886.

» Elle est rentrée à Clermont le 31 août; puis elle est allée, comme externe, au pensionnat du Bon-Pasteur de Clermont, à dater du 15 octobre suivant.

» Elle a ressenti dès le 5 novembre les atteintes de sa fièvre muqueuse, soit, exactement, trois semaines après sa rentrée en pension.

» A ses repas, dans sa famille, elle buvait de la bière et au dessert du vin pur et pour ainsi dire jamais d'eau ; en tous cas, *elle n'a jamais bu de l'eau du réservoir de la cuisine.*

» Lorsque, par hasard, elle a bu de l'eau, cette eau était prise à l'office, à côté de la salle à manger, à un robinet placé sur le tuyau d'amenée de l'eau dans la maison. »

Mais au Bon-Pasteur elle buvait de l'eau à son goûter,

cette eau lui paraissait désagréable. Le petit regard de distribution qui alimente le Bon-Pasteur se trouve à ras de terre, dans la rue des Ursulines, il n'est pas hermétiquement fermé.

Bacille commun dans l'eau du regard de Lussaud. — Après avoir reconnu qu'il n'avait trouvé le bacille typhique indispensable ni dans les canaux, ni dans les réservoirs de la ville de Clermont, M. Chantemesse ajoute :

« Si nous n'avions pas le bacille de la fièvre typhoïde lui-même dans l'eau du regard de Lussaud, nous y avons vu un grand nombre de micro-organismes qui n'existent pas *d'ordinaire* dans l'eau potable, mais se montrent en abondance dans les matières stercorales ordinaires! »

M. Chantemesse, qui est de l'école de Pasteur, sait très bien que, pour les homogénistes, les microbes communs ne peuvent pas remplacer les bacilles typhoïgènes et produire la même maladie; nous ne croyons pas non plus que la présence des premiers dans un liquide quelconque annonce, d'une manière certaine, l'existence antérieure des seconds dans ce même liquide.

M. Chantemesse ne paraît pas du reste avoir une foi entière dans la valeur de ses recherches microscopiques, car il a invité l'un de ses collaborateurs, le savant chimiste M. Pouchet, à lui venir en aide, et il déclare que ce dernier a trouvé, « par l'analyse chimique, dans l'eau conduite à Clermont par le tuyau de la source captée à Royat, des matières organiques d'origine excrémentitielle animale ».

M. Pouchet ne dit pas si ces matières organiques excrémentitielles proviennent de l'homme ou d'un animal quelconque?

Examinons quelle est la portée de ces recherches chimiques. Nous empruntons les appréciations qui vont suivre à une lettre que M. Pouchet a écrite, le 7 juillet 1887, à M. le professeur Huguet. Je cite sa lettre :

« Quant à la différence trouvée, pour l'eau de Royat,

elle est fort peu sensible et *ne permet pas de conclusion à elle seule.*

» Je ne puis que répéter ce que j'ai dit et écrit tant de
fois : l'analyse chimique seule, ou l'analyse bactériologique
seule, n'ont qu'une valeur des plus restreintes pour appré-
cier le degré de pureté d'une eau ; c'est par l'ensemble des
résultats qu'il est possible de juger. »

C'est en s'appuyant sur ces semblants de preuves qu'on
a proclamé l'existence antérieure, dans les eaux potables
de Clermont, des bacilles typhoïgènes qu'on n'a trouvés ni
dans les canaux, ni dans les réservoirs situés entre Royat
et Clermont, mais uniquement dans un réservoir qui est
dans la partie orientale de la ville, à 40 mètres d'une
caserne infestée.

Le microscope n'ayant pas révélé la présence des
microbes typhoïgènes dans les canaux et les réservoirs
publics des eaux potables de Clermont, on aurait dû prouver que des matières fécales provenant d'une personne
atteinte de fièvre typhoïde avaient pénétré dans ces canaux,
on ne l'a pas fait non plus.

**Des matières fécales typhiques ont-elles contaminé
les eaux potables de Clermont ?** — Nous allons examiner cette question comme nous l'avons fait pour les accusations précédemment discutées.

L'épidémie de Clermont ne s'est bien accentuée que lorsqu'elle a pénétré dans les casernes, au commencement de
septembre ; elle a été attribuée à la contamination de l'eau
des fontaines de Clermont par les matières fécales de la
dame de Lyon, qui est arrivée à la villa B..... de Royat-
les-Bains, le 6 août 1886.

Nous le répétons, cette dame présentait le 10 août les
symptômes de la fièvre typhoïde. Elle a été traitée par
M. le professeur Bourgade de la Dardye et son fils. Ces
docteurs ont prescrit de désinfecter les matières fécales
qui provenaient d'elle, avec l'acide phénique, avant de les
jeter dans les lieux d'aisances. La maladie de cette dame a

été longue. Il n'existait alors à Royat aucun autre typhique (1).

Pour expliquer l'arrivée des matières fécales de cette dame dans la conduite des eaux de Clermont, on a dit : 1° que la fosse d'aisances était seulement à 35 mètres au-dessus de cette conduite, qu'elle n'était pas étanche ; 2° qu'il existait dans la cour d'entrée de la villa un petit bac où l'on avait pu laver le linge de la malade ; que le trop plein de ce bac, longeant le boulevard Bazin, croisait plus bas la conduite des eaux ; 3° qu'on avait pu laver le linge de la dite dame dans le lavoir de la grotte de Royat ; 4° que le canal des eaux de Clermont, fissuré, avait pu, au moment où le trop plein de la grotte passait au-dessus de lui, recevoir des infiltrations contaminées, par la présence des matières qui existaient sur le linge de la typhique.

La vérification de ces diverses assertions a été longue ; beaucoup de propriétaires de villas étaient absents, il a fallu attendre leur retour pour visiter les fosses d'aisances et les cuvages. C'est seulement lorsque ce laborieux travail a été terminé, que nous avons pu commencer l'examen de toutes les accusations lancées contre les tuyaux, les regards et les réservoirs des eaux potables de Clermont (2).

Ces accusations ayant été nettement formulées, nous allons les discuter avec grand soin, parce qu'elles ont été acceptées comme vraies par MM. Brouardel et Chantemesse.

(1) 1° Une dame âgée de 30 ans a été atteinte de fièvre typhoïde, le 4 septembre, à l'hôtel du L..., de l'autre côté de la vallée ; Mme Rocher est devenue malade le 20 septembre, elle logeait près de la gare et buvait comme les habitants des hôtels de Royat-village, de l'eau de la source Bonnefond. La domestique du chef de gare a été affectée de fièvre muqueuse, elle faisait usage de l'eau du Regard de Lussaud.

(2) La Commission chargée de ces recherches était composée de MM. : l'ingénieur en chef Lemaire, de l'architecte Dalbine, membres du Conseil d'Hygiène, de l'architecte Ballière, membre de la Commission des logements insalubres et de M. Chaigneau, ingénieur-adjoint des eaux de la Ville, qui remplaçait M. Daléchamps, son collègue.

La fosse d'aisances de la villa B..... occupe le centre de la maison ; ses à-côtés sont bâtis, son fond n'est pas étanche ; mais, en supposant que les matières fécales désinfectées, délayées par les urines, aient filtré à travers les murs de fondation de la villa, qu'elles n'aient point abandonné aux pouzzolanes et à la terre végétale qui étaient traversées par elles leurs impuretés et leurs bacilles, elles ont trouvé, après un trajet de 35 mètres, un canal très solide et en très bon état, un véritable aqueduc que nous décrirons plus loin.

Ce dernier argument s'applique également au trop plein du petit bac qui passe au-dessus de cet aqueduc en longeant le boulevard Bazin.

Intégrité de l'aqueduc. — Nous allons maintenant indiquer dans quelles circonstances on a vérifié les bonnes qualités de l'aqueduc des eaux au-dessous de la villa B......

M. Chantemesse avait eu l'intention de mêler de l'aniline à l'eau du ruisseau qui reçoit le trop plein du petit bac de la villa B....., et de s'assurer si l'eau colorée pourrait pénétrer dans l'aqueduc ; la gelée l'a empêché de réaliser son projet.

Mais, suivant le désir de ce docteur, l'aqueduc a été ouvert sur deux points, ce qui a permis à quelques personnes et surtout aux ingénieurs des eaux et de la voirie de constater sa parfaite conservation. Il ressemble à ceux que construisaient les Gallo-Romains. Il se compose d'un massif en maçonnerie, formé de moellons et de mortier de chaux grasse. Le canal central a 0ᵐ35 de côté et de fond ; les parois latérales et le radier sont couverts en dedans d'un enduit de 2 centimètres environ de mortier de chaux mêlé de brique pilée. La largeur des pieds-droits est de 0,40 centimètres ; l'épaisseur du fond du radier, de 0,25. Le canal central est recouvert de dalles de lave de Volvic de 10 centimètres d'épaisseur, s'appuyant sur les pieds-droits de chaque côté sur une largeur

de 10 à 15 centimètres ; les joints des dalles et des pieds-
droits sont en mortier de chaux et de brique. Sur cette
dalle on a ajouté une épaisseur de béton de 25 centimètres.

« Toute cette maçonnerie est en parfait état, bien ho-
mogène, sans vides ; l'enduit, bien lisse, n'a présenté
aucune dégradation (1). »

La section de l'ensemble de l'aqueduc est de 0m 95 de
hauteur sur 1m 15 de largeur.

Dans le jardin de M. Pierre Turtaud, la recherche a
exigé une tranchée de 1m 80 de profondeur. Les déblais
se composaient d'une couche de terre mêlée de blocs de
lave basaltique de 1 mètre, d'une couche de pouzzolane
terreuse de 10 centimètres, d'une couche de terre mêlée
de blocs semblables à ceux de la couche superficielle, de
0,70 centimètres.

Dans le jardin de M. J. Davignon, le canal était à une
profondeur de 1m 60 ; on a extrait, pendant la fouille de la
terre, des blocs de lave basaltique et de la pouzzolane
jaune.

La trace marquée par l'eau sur les à-côtés du canal
intérieur semble annoncer la présence habituelle d'une
couche de ce liquide d'environ 12 centimètres (2).

Lavoirs à tort accusés (3). — Passons à l'examen
du blanchissage des linges de la typhique.

Deux lavoirs appartenant à la commune sont à la disposition des habitants de Royat.

Le premier, le grand lavoir, est sur la rive droite de la
petite rivière de la Tiretaine qui baigne les murs du village ; il est séparé de l'escarpement de lave sous lequel
cheminent les eaux de la grotte de Royat et celles qui

(1) Cette constatation faite par MM. Daléchamps et Chaigneau concorde avec les
déclarations contenues dans le rapport de M. l'ingénieur Lemaire.
(2) Extrait du procès-verbal des fouilles faites le 5 janvier 1887. Le procès-verbal
de constatation a été signé le 6 janvier par MM. Chaigneau et Daléchamps.
(3) Voir la carte de Royat-village à la fin du volume.

forment les sources de Clermont, par un bief, canal solidement établi, dans lequel circule une quantité d'eau capable
de mettre en mouvement deux roues à coupes. Ces roues
à coupes font tourner des meules de moulins et les cylin-
dres à torréfier de l'usine Bargoin.

L'eau du bief arrive dans le lavoir par un canal central;
le trop plein de ce lavoir, que forment les eaux salies par
les linges et le savon, s'échappe par deux tuyaux placés
à ses extrémités ouest et est, et va directement dans la
Tiretaine.

Il est impossible, d'après ce que nous venons de dire,
que l'eau ayant servi à laver le gros linge de la typhique
de la villa B....., ait pu pénétrer jusqu'aux eaux souterraines qui alimentent Clermont.

Occupons-nous maintenant du petit lavoir de la Grotte.

Les sources qui se rendent dans la Grotte du lavoir
sont recouvertes par une épaisse couche de lave qui forme
au-dessus d'elles un grand escarpement coupé à pic. Sur
cette lave se trouvent établis l'usine Bargoin et le jardin
qui en dépend.

La source la plus élevée du Gros-Bouillon, dont le captage a été refait en 1886, sous la direction de M. Daléchamps, est à l'ouest et à 22 mètres au-dessus de la Grotte
du lavoir; elle est séparée, par le petit chemin du château,
de la Tiretaine et des moulins qui sont au bord de cette
petite rivière.

Le regard du Gros-Bouillon touche au jambage ouest
de la Grotte. C'est de ce regard que part le tuyau en terre
qui conduisait, avant 1887, l'eau du Gros-Bouillon au premier regard d'épuration. Ce tuyau, au niveau de la Grotte,
a la forme d'un syphon renversé; il était en contre-bas
du déversoir du lavoir de la Grotte; l'eau qu'il contenait était soumise, dans cet endroit, à une pression d'un
mètre soixante centimètres (1m 60). S'il eût été fracturé,
l'eau qu'il renfermait aurait jailli dans le chemin, dans
le déversoir ou dans la Grotte, mais il n'aurait certaine-

ment pas reçu l'eau du lavoir. L'interprétation des savants hygiénistes de Paris n'est pas admissible.

Les matières fécales qui souillaient les linges de la dame de Lyon n'ayant pu pénétrer dans les canaux des eaux potables de Clermont, nous nous croyons autorisé à dire qu'elles ont été étrangères à l'épidémie de Clermont, qui a débuté le 3 septembre 1886.

Accusations diverses. — D'autres accusations ont été portées contre la canalisation des eaux de Royat qui se rendent à Clermont et alimentent ses fontaines. Nous allons les examiner et signaler ce qu'elles ont de vrai, d'exagéré ou d'inexact.

On a dit :

1º Que les tuyaux de conduite présentaient des ouvertures telles que des noisettes et des marrons (lisez châtaignes) y avaient pénétré ;

2º Que la couche de lave sur laquelle sont établies les rues, les jardins et les ruisseaux de Royat-village, et qui recouvrent les canaux naturels souterrains dans lesquels circulent les sources de la Grotte du lavoir, du Gros-Bouillon et de la Grotte des eaux de Clermont, sont fissurées, craquelées ; que les eaux vannes et autres peuvent arriver, par les fentes de ces laves, jusque dans les canaux naturels dont nous venons de parler.

En réalité, la partie supérieure des laves est recouverte d'une couche de terre tassée qui a pénétré dans les fissures de la lave, les a remplies, et forme un filtre dans lequel les eaux vannes et pluviales doivent abandonner leurs impuretés; d'autre part, la couche inférieure de ces mêmes laves est constituée par un conglomérat de scories, de pouzzolanes et de cendres volcaniques fortement agglutinées, qui laisse difficilement passer les eaux vannes venant de plus haut. Dans la Grotte des sources de Clermont, les gouttes d'eau peu nombreuses qui tombent de la voûte surbaissée, toutes les douze ou quinze secondes, sont claires, sans mauvais goût et sans mauvaise odeur.

Dans le tunnel qui lui succède, quand on a dépassé la petite source qui est à droite de l'entrée, on trouve la voûte parfaitement sèche.

Dans la Grotte du lavoir, la lave qui forme la voûte est fendue et *craquelée* au niveau des deux premiers mètres ; plus profondément, les fentes et les infiltrations disparaissent au-dessus de l'endroit où jaillissent les sources.

Nous nous occuperons plus loin des infiltrations du premier regard *épuratoire*.

Revenons maintenant au tuyau en terre cuite dans lequel circulaient les eaux du Gros-Bouillon au moment où elles dépassaient la Grotte du lavoir.

Il est placé dans l'épaisseur d'un contrefort en terre végétale qui est au pied d'un escarpement de lave verticale, et arrive ainsi à une distance d'environ 25 mètres. Il y a quelques années, une fracture eut lieu sur ce point ; on dut la boucher avec du ciment (DALÉCHAMPS). A cet endroit il n'existe aujourd'hui aucune trace d'infiltrations.

Vingt mètres plus bas, on rencontre la galerie du Thuel et le tuyau qui reçoit les eaux de cette galerie ; à deux mètres plus loin encore, existe une petite cascade formée par un ruisseau que nous allons reprendre à son origine.

Ce petit ruisseau reçoit, sur la place de la Mairie, le trop plein d'une fontaine à plusieurs jets ; il s'engage bientôt dans la petite rue Saint-Martin, qu'il parcourt dans presque toute son étendue, puis il tourne à gauche sous une porte en arcade qui lui permet d'arriver dans une cour remplie de fumiers qui s'égouttent dans son lit ; c'est à l'extrémité de cette cour que le petit ruisseau se détache de la lave, sur laquelle il coule pour former une cascade dont l'eau tombe sur le contrefort dans l'épaisseur duquel se trouve placé le canal en terre des eaux du Gros-Bouillon se rendant à la Grotte des sources de Clermont.

Cette partie du canal a été examinée par M. Chaigneau. Il n'y a trouvé aucune fracture évidente ; mais il ne peut point affirmer que des fêlures n'aient pas existé en cet endroit au moment de l'épidémie. Aucun typhique n'habitait à Royat-village, sur la place de la Mairie, ni dans la petite rue Saint-Martin, pendant les mois d'août et de septembre.

Nous arrivons maintenant au premier regard épuratoire, petite grotte où se trouve un réservoir qui retient le sable entraîné par les eaux du Gros-Bouillon et celui qui tombe de la petite voûte volcanique qui est au-dessus de ce regard. Un certain nombre de grosses gouttes d'eau provenant très probablement du petit ruisseau de la petite rue Saint-Martin, tombaient de la voûte dans ce regard. On a recueilli ces gouttes et l'on a pu obtenir ainsi, dans un premier essai, 600 grammes de liquide en 16 heures; dans un second essai, la récolte a duré plus longtemps.

Le premier liquide recueilli dans la petite grotte du regard épuratoire a été soumis à l'examen de M. le professeur Huguet, qui a trouvé qu'il contenait un peu plus de matière organique que les autres sources de Royat; mais cette quantité n'a pas dépassé celle que peuvent contenir les eaux potables. Dans un second essai, M. Huguet a constaté la présence d'une moins grande quantité de matière organique que dans la première expérience (1).

Les sources du Gros-Bouillon vont se déverser dans le bassin de la Grotte des sources de Clermont; mêlées à ces dernières, elles s'engagent dans un aqueduc bien fait et étanche, qui est protégé par un tunnel dans lequel nous n'avons observé aucune gouttière. Ce tunnel a environ 50 mètres de longueur. Après avoir passé sous la rue du Monteix, il s'engage sous une grange qui n'a pas de fosse d'aisances, puis sous le jardin du chalet Grau, pour arriver au ravin qui reçoit les eaux des fontaines de la grande rue de Royat. Le lit de ce ravin, dans cet endroit, est

(1) Voir le rapport de M. le professeur Huguet sur les quantités de matières organiques contenues dans les eaux des Combes et de Royat, dans le *Compte-rendu des travaux des Conseils d'hygiène et de salubrité publiques du Puy-de-Dôme*. 1887. 2e livraison.

formé par un massif épais de maçonnerie dans lequel l'aqueduc est noyé. On n'a pas pu vérifier si l'aqueduc est intact au niveau du massif, mais nous nous sommes assuré qu'aucun typhique n'existait dans les rues dont les eaux arrivent dans cette partie du ravin.

Au-delà du pont qui conduit à la Grotte, l'aqueduc s'accole au mur de soutènement de la route de Royat.

Depuis la villa Détruchat jusqu'au regard de Lussaud, l'aqueduc des eaux de Clermont est solidement bâti et dans un bon état de conservation (1). Il chemine presque partout dans des jardins. Dans ce trajet, on n'a constaté aucune trace de communication entre les fosses des villas Bonnet, d'Hautier, Vaufleur (Bujadoux) et Puy-le-Blanc, qui ont été mises en suspicion, et l'aqueduc de Clermont.

Nous ajouterons, chose capitale, qu'aucun typhique n'a été signalé dans les trois dernières villas.

Nous terminerons cette longue discussion en expliquant l'origine des châtaignes et des noisettes dont la présence a été signalée dans les conduits des eaux de Clermont par un ingénieur et l'un de ses aides.

En 1882, la quantité d'eau qui arrivait dans cette dernière ville étant insuffisante, ses administrateurs obtinrent l'autorisation de prendre un supplément d'eau dans la Tiretaine, au-dessus de la cascade de Royat qui est à quelques mètres plus haut que la Grotte du lavoir. Au mois de février de la même année, on posa un cheneau soutenu par des chevalets qui conduisait l'eau dérivée dans un tube en fonte ayant la forme d'un syphon renversé. Ce tube passait sous le chemin du château pour aboutir au regard du Gros-Bouillon.

L'un des ruisseaux qui alimentent la Tiretaine a son origine dans une vallée où existe un bois de noisetiers

(1) Nous pouvons, aujourd'hui, donner, sur cette deuxième partie de la conduite, des renseignements plus favorables que ceux que nous avons envoyés à M. Brouardel à la fin de l'année 1886. — Voir le rapport de M. Lemaire, ingénieur-directeur, dans le *Compte-rendu des Conseils d'hygiène du Puy-de-Dôme* de 1887, 2e livraison.

qui appartient à la commune de Royat, et des châtaigniers
nombreux laissent pendre leurs branches jusqu'au-dessus
du lit de ce dernier cours d'eau. Il n'est pas étonnant,
d'après cela, que des noisettes et des châtaignes aient
pénétré dans le regard du Gros-Bouillon et de là dans
le tuyau qui en part. Le chéneau et le tuyau en fonte ont
été enlevés vers la fin de 1884. (DALÉCHAMPS.)

Cette double accusation n'a pas été reproduite dans le
dernier rapport de MM. Brouardel et Chantemesse ; mais
il en a été question dans la conférence qui a été faite à la
Sorbonne.

Les typhiques de Royat-village. — Nous avons encore à nous occuper de la jeune personne et des enfants
qui sont devenus malades dans Royat-village, entre le
11 septembre et le 25 octobre ; ce sont :

1° Le petit Francisque Martin, âgé de six ans, qui a été
atteint de fièvre muqueuse le 11 septembre ; plus tard, il
a eu des abcès ; il habitait la place Saint-Martin.

2° C'est également au commencement de septembre
que la petite Vaise, âgée de sept ans, domiciliée rue St-
Martin, a été affectée d'une fièvre muqueuse peu grave.

Les matières fécales provenant de ces deux malades ont
dû être jetées par-dessus le parapet qui sépare la place
Saint-Martin de la vallée de la Tiretaine, sur le contrefort
en partie boisé dans lequel passe le tuyau des eaux du
Gros-Bouillon qui va dans la Grotte des eaux de Clermont.

Dix-huit jours après le début de la maladie de ces
jeunes typhiques, le 29 septembre, l'épidémie de Clermont
s'apaisait, ce qui n'annonçait nullement l'arrivée d'un
contage nouveau dans le tube digestif des habitants de
Clermont et de Montferrand.

3° La troisième typhique est Mlle Cohendy. Elle est
âgée de 18 ans ; elle nous a raconté elle-même sa maladie
sans hésitation, comme une personne qui dit la vérité.
Elle est devenue malade brusquement le 29 septembre,
elle avait de la fièvre, du mal de tête, des douleurs dans

le ventre, point de diarrhée ni de vomissements, elle était très faible. On lui a donné des remèdes qui l'ont purgée. Ses matières ont été recueillies dans un seau comme on le fait tous les jours et on les a portées sur le fumier de la cour d'exploitation qui est en haut du village.

On lui a dit quand elle a été rétablie qu'elle avait déliré pendant la durée de sa fièvre. C'est le docteur Fouriaux qui l'a traitée.

Cette demoiselle est logée dans la rue Peghoux au premier étage, les eaux pluviales de cette rue se dirigent vers la rue du Pont-de-la-Vallée.

4° Le quatrième malade auquel on a attribué la deuxième recrudescence de l'épidémie de Clermont, demeurait rue Sainte-Anne, au-dessus de sa bifurcation. Une rigole en pierre conduit les eaux de cette partie de la rue Sainte-Anne dans la rue du Sureau qui les déverse à son tour dans une ouverture grillée qui leur permet d'arriver dans le bief des moulins.

Ce bief passe à cet endroit sous la rue du Lavoir.

Ce petit enfant se nommait Charrier, il était âgé de 7 ans, il a commencé à avoir la fièvre le 25 octobre. Voici le récit que la femme Charrier nous a fait de la maladie de son fils : « Mon enfant s'est alité le 25 octobre; il avait de la faiblesse, pas d'appétit, de la fièvre, des douleurs vives dans le ventre et dans la tête, il n'allait pas à la garde-robe. Il n'a ni saigné du nez, ni vomi.

» A la suite d'une purgation il a eu de la diarrhée. Les matières rendues ont été jetées dans la rue. C'est alors qu'est survenu un point de côté très fort pour lequel j'ai fait appeler M. le docteur Guittard, qui lui a fait appliquer un vésicatoire.»

La mère répondant à l'une de nos questions a dit que son enfant avait de l'agitation et des moments de délire.

M. le docteur Guittard que nous avons vu, nous a raconté que le premier jour où il a visité le petit Charrier, son ventre n'était ni dur ni distendu par des gaz. On ne lui a pas dit que ce malade avait eu de la diarrhée, son attention a été surtout attirée par son affection pulmonaire. Ses souvenirs ne sont pas assez précis pour qu'il puisse donner d'autres détails.

Le petit Charrier est mort le 10 novembre.

Il résulte de cet exposé que l'enfant Charrier a éprouvé une maladie dont le diagnostic est douteux, et que ses matières fécales, jetées dans la rue, sont arrivées par une grille dans le bief des moulins.

Bief non étanche et sources du Gros-Bouillon. — Ce bief reçoit 192 à 193 litres d'eau par seconde; perdues au milieu de cette masse de liquide, les matières fécales de l'enfant Charrier ont dû parcourir rapidement le bief et arriver dans la Tiretaine après avoir traversé quelques moulins et l'usine Bargoin.

Les matières fécales suspendues ou délayées dans les eaux du bief ont-elles pénétré dans les deux sources du Gros-Bouillon qui sont à 9 mètres au-dessous? Telle est la question que nous nous sommes posée, et dont nous avons demandé la solution à MM. les Ingénieurs des eaux et de la voirie. Ces messieurs, avec leur complaisance habituelle, ont bien voulu faire les expériences nécessaires le 21 novembre et le 1er décembre 1887. Voici les résultats auxquels ils sont arrivés :

Les sources du Gros-Bouillon sont à 9 mètres de distance en aval de l'endroit où le bief traverse le chemin du Château pour se rendre dans un moulin, puis de là dans la Tiretaine. Ces sources sont à deux mètres en contre-bas dudit bief. L'eau de ce canal est séparée de ces sources par une couche épaisse de lave. Voici le résultat des expériences de MM. les Ingénieurs :

Lorsqu'on détourne l'eau du bief, les sources du Gros-Bouillon diminuent lentement. Au bout de cinq heures la source la plus abondante et la plus haute a perdu 20 pour cent, la source la moins élevée 32 pour cent; d'où l'on doit conclure que l'eau du bief a pénétré dans le Gros-Bouillon en traversant des fentes très étroites et après avoir subi une véritable filtration. L'eau des sources est claire et limpide. Si les communications avaient été larges, la diminution des sources serait devenue très sensible au bout de quelques minutes, ce qui n'a pas eu lieu.

Nous allons ajouter quelques renseignements plus précis. La source la plus élevée du Gros-Bouillon, l'eau étant dans le bief, fournissait, par seconde, 3 litres 823, la moins haute, 1 litre 220 ; toutes les sources de Clermont réunies donnaient 26 litres 055 d'eau.

Les eaux du bief étant retirées, la source la plus élevée, après une heure, recevait en moins 0¹,238 d'eau par seconde ; au bout de 5 heures, 0¹,778 du même liquide.

La source la moins élevée présentait au bout d'une heure une diminution de 0¹,068 par seconde, et au bout de 6 heures une diminution de 0¹,392 dans le même temps.

Les expériences de M. le professeur Huguet tendent à démontrer que la filtration que les eaux du bief subissent avant d'arriver aux sources du Gros-Bouillon est réelle.

L'eau du bief, au moment où elle se sépare de celle de la Tiretaine, est pure; au-dessous de l'usine Bargoin elle a reçu les eaux vannes et pluviales de plusieurs rues et un égout du village, peut-être même les matières que les meuniers déposent dans leurs cabinets d'aisances. On a recueilli un litre de cette eau du bief au-dessous de l'usine Bargoin, elle contenait par litre 27 millig. 087 de matière organique; l'eau des sources du Gros-Bouillon réunie en renfermait seulement 2 millig. 955.

Nous devons ajouter que les cavités dans lesquelles circulent les sources du Gros-Bouillon sont anfractueuses et favorables au développement des bacilles.

Point de bacilles typhiques dans les sources du Gros-Bouillon. — Admettons que les matières fécales du petit Charrier aient été typhiques, elles sont arrivées dans le bief à la fin d'octobre ou au commencement de novembre, et les eaux du Gros-Bouillon recueillies le 29 décembre 1886 par M. Chantemesse, examinées par ce savant micrographe ne contenaient aucun bacille typhique. (CHANTEMESSE ET WIDAL.)

Eaux potables fournies par les eaux des Combes et de Royat mélangées. — Si nous étudions maintenant la distribution des eaux potables de Clermont entre le réservoir des Roches d'une part, les casernes et la ville de Montferrand d'autre part, nous reconnaîtrons que dans la partie nord comme dans la partie méridionale de Clermont, cette eau potable est formée par un mélange des eaux des Combes et des eaux de Royat en proportion indéterminée, mais le mélange est constant et inévitable.

Voici les arguments sur lesquels s'appuie notre manière de voir qui est un peu en désaccord avec celle de M. Chantemesse.

Presque toutes les nuits, en été et en automne, on retient l'eau des sources de Royat dans les réservoirs des Roches, et l'on fait refluer, en même temps, à l'aide d'un jeu de robinet, les eaux des Combes dans le même réservoir. Vers six heures du matin, on renvoie les eaux mélangées dans la ville de Clermont, où elles arrivent après l'ouverture du robinet par trois conduites en fonte.

a. La première, celle des Combes, part du regard de Champradeix qui est à 522 mètres d'élévation, elle est formée par un tuyau de 0ᵐ175 de diamètre; ce tuyau s'arrête dans l'avenue de Royat, sur la limite des communes de Clermont et de Chamalières.

b. La seconde conduite, qui reçoit la moitié des eaux du réservoir des Roches, est à son départ à une hauteur de 442 mètres, elle est en fonte, et son diamètre est de 0ᵐ250, elle aboutit également à l'avenue de Royat où elle reçoit les eaux des Combes. Ces eaux réunies, dans un tuyau unique, parcourent ensemble la rue Blatin.

c. La troisième conduite est alimentée par la deuxième moitié de l'eau du réservoir des Roches ; elle suit l'avenue de la Poudrière jusqu'à la rue Gonod, où elle chemine pour gagner la rue d'Assas. A son entrée sur la place de Jaude, elle communique par un tuyau spécial avec la canalisation de la rue Blatin (1).

Il résulte de cet exposé que pendant le jour, les eaux des Combes, venant d'un regard plus élevé que le réservoir des Roches, sont, quand elles pénètrent dans le tuyau de l'avenue de Royat, animées d'une vitesse plus grande que celle de l'eau qui vient du réservoir des Roches, et qu'elles doivent imprimer à cette eau un mouvement de rotation qui les mêle intimement.

Un autre mélange se fait encore au coin de la rue d'Assas et de la rue Gonod.

Ainsi : mélange la nuit dans le regard des Roches, mélange dans l'avenue de Royat pendant le jour, mélange également aux mêmes heures à l'extrémité occidentale de la rue d'Assas, telle est la vérité.

L'interprétation des faits que nous venons d'exposer a été confirmée par un accident qui a eu lieu antérieurement à l'année 1882. Une cloison filtre avait été établie près du captage de la source des Combes, dans le but d'arrêter la vase qui troublait quelquefois l'eau de cette source. Un jour cette cloison fut rompue, et les eaux de Clermont devinrent louches non-seulement dans la région nord-ouest, mais aussi dans la région méridionale de la ville où l'on trouve les fontaines de l'Hôtel-Dieu, de la Pyramide et de l'avenue des Paulines.

Du reste, si l'eau des Combes, qui d'après M. Chantemesse, est pure, était distribuée spécialement dans le quartier nord-ouest de la ville, pendant que l'eau de Royat contaminée se serait rendue presque exclusivement dans la région méridionale, on aurait constaté une différence sensible dans la proportion des décès.

(1) Ces renseignements nous ont été donnés par M. Daléchamps.

Il n'en a rien été; le quartier nord-ouest, qui est limité au sud par la rue Blatin, à l'est par la rue Neuve, la rue Saint-Louis et la rue Sidoine-Apollinaire, et qui représente un peu plus du quart de la ville habitée, a perdu en réalité onze typhiques, pendant que la totalité de la ville en perdait quarante.

En résumé : 1° Nous avons dû relever dans le rapport de MM. Brouardel plusieurs renseignements inexacts; 2° nous n'avons pas trouvé dans leur travail la preuve de l'existence du bacille typhoïgène dans les eaux potables consommées par les habitants de Clermont en 1886.

Nous verrons bientôt que la statistique mortuaire comparée des réservistes, des militaires, des lycéens, des habitants de Clermont et de ceux de Montferrand est en désaccord complet avec l'opinion professée par MM. Brouardel et Chantemesse.

III·

Étiologie et Pathogénie.

Lorsqu'une maladie épidémique envahit de grandes contrées, on est autorisé à admettre que les germes infectieux qui l'ont déterminée, dispersés par les vents ou par les voyageurs, sont arrivés partout, mais ne se sont fixés que dans un nombre restreint de localités, là où ils ont rencontré des moyens d'existence.

C'est ce qui est arrivé en France en 1886; les bacilles de la fièvre typhoïde ont envahi un grand nombre de départements, mais ils ne se sont arrêtés et multipliés que dans les villes, les villages et les garnisons dans lesquels ils ont trouvé des conditions favorables à leur alimentation, à leur reproduction et à leur dispersion.

Foyers typhiques nombreux en France. — Nous nous bornerons à citer ici les garnisons à propos desquelles le Dr Papillon nous a communiqué des renseignements officiels.

5

Nous comptons :

1° Dans le nord........	5	garnisons.
2° Dans le nord-est.....	9	—
3° Dans le sud-est......	6	—
4° Dans le sud.........	7	—
5° Dans l'ouest.........	5	—
6° Dans le centre.......	4	—
Total..........	36	—

Nous devons noter que toutes ces garnisons n'ont pas été frappées avec la même intensité; beaucoup d'entre elles ont compté peu de malades, tandis que d'autres, comme Clermont, Sathonay, Gap, Niort, Tours, Poitiers, Dijon, Montauban, Béziers, Mende, Besançon ont fourni un plus grand nombre de victimes ; mais partout la fièvre typhoïde a fait son apparition (1).

Pourrait-on expliquer cette dissémination de la maladie typhique sur un aussi grand nombre de points, dans le même temps, par la contamination des eaux?

Foyers typhiques dans le département du Puy-de-Dôme. — Renfermons-nous maintenant dans les limites de notre département et examinons si des communes autres que celle de Clermont n'ont pas présenté des fièvres typhoïdes plus ou moins nombreuses, à la fin de l'année 1886, avant le retour des réservistes et des lycéens dans leurs familles.

Voici le nombre des communes dans lesquelles les médecins ont signalé la présence de cette maladie (2).

---

(1) Noms des garnisons dans lesquelles la fièvre typhoïde s'est montrée : 1° Dans le nord : à Caen, Saint-Omer, Avesnes, Compiègne, Paris ; dans le nord-est : à Verdun, Bar-le-Duc, Nancy, Lunéville, Neufchâteau, Langres, Auxerre, Dijon, Besançon ; dans le sud-est : à Sathonay, Valence, Gap, Avignon, Tarascon, Toulon ; dans le midi : à Montpellier, Béziers, Perpignan, Carcassonne, Foix, Montauban, Pau ; dans l'ouest : à La Rochelle, Niort, Poitiers, Issoudun, Tours ; dans le centre : à Clermont, Mende, Cahors et Brive. (Communication du docteur Papillon.)

(2) Voir, pour les typhiques de Lamotte, de La Goutelle et de Mioche le chapitre consacré aux émigrés et aux réservistes.

Arrondissement de Clermont...... 4
—   d'Ambert......... 6
—   d'Issoire.......... 6
—   de Riom.......... 5
—   de Thiers......... 4
        Total........ 25

Il faut encore ajouter à cette liste Champeix et Montaigut-le-Blanc, où une épidémie d'assez longue durée a devancé celle de Clermont; puis Pontmort, Clerlande, Chappes, Bromont, Saint-Jacques-d'Ambur, Les Granges, Laforie, Valcivières, etc., où des petites épidémies typhoïdes ont été observées.

Nous croyons devoir insister sur les renseignements écrits qui nous ont été adressés récemment par MM. les docteurs Bouyon, de Bromont et Béal, d'Ambert, sur certaines localités.

Une petite épidémie de fièvres typhoïdes s'est manifestée à Bromont et dans les villages voisins vers le milieu d'octobre 1886. Nous nous occuperons seulement des localités dans lesquelles la fièvre typhoïde était née dans le pays.

L'épidémie principale avait son siège et son point de départ à Bromont, où elle a commencé les 16, 18 et 19 octobre par trois ouvriers mineurs qui travaillaient à la mine de la Brousse; ces ouvriers n'étaient pas sortis de la commune.

Parmi les trente malades du bourg de Bromont, trois sont morts : une fille de 18 ans, une autre de 55 ans et un enfant de 5 à 6 ans. Dans ce bourg la fièvre typhoïde était localisée dans un quartier très insalubre par suite de sa malpropreté.

Dans une maison il y a eu 4 typhiques, dans deux, 3 et dans plusieurs autres, 2. En outre, une femme de Bromont a communiqué sa maladie à sa fille, qui habite la commune de Saint-Jacques-d'Ambur; la mère est guérie, la fille est morte ; sept autres habitants de cette dernière commune ont été infestés (1).

Aux environs d'Ambert, la fièvre a commencé à se montrer à la fin de l'automne de 1885.

Un jeune homme de 14 ans, qui fréquentait l'école des Frères à Ambert, a été atteint de fièvre typhoïde. M. le docteur Béal l'a fait transporter aux Granges, village de la commune de Grandrif, où habitait sa famille. Sa maladie s'est communiquée successivement à sa mère, à sa sœur, à deux de ses frères. Un troisième frère a éprouvé une méningite; le père a résisté. Au mois de novembre 1886, deux de ses voisins ont été affectés à leur tour.

De cette localité la maladie s'est étendue dans la vallée jusqu'aux villages de Jarron et de Balais (commune de Saint-Martin-des-Olmes), où quatre personnes ont été atteintes. Une autre a été signalée au Grand-Barrot (commune de Grandrif).

En tout 12 cas que le docteur Béal attribue à la transmission directe.

Le même médecin a vu l'épidémie s'étendre au village de Laforie, où il a observé deux typhiques au mois de mai 1886. Il existe dans cette commune des usines qui sont devenues des petits centres de propagation.

C'est plus tard que deux autres habitants de Valcivières ont été atteints de fièvre typhoïde (en mai ou juin 1886) ; un autre appartenait au village de Bunangues.

On a fait dire à M. Béal que les maladies des habitants de Laforie avaient pu être produites par la transmission directe ou par la contamination des eaux. Consulté à ce sujet, le docteur Béal nous a répondu : « Je n'ai pas pu » supposer que plusieurs des malades que j'ai observés » avaient contracté leur maladie en buvant de l'eau con- » taminée par des individus de Valcivières; la maladie

(1) Lettre du docteur Bouyon du 7 décembre 1887.

» de ces derniers est postérieure à celle des habitants de
» Laforie (1). »

D'autres petits foyers typhiques ont été signalés dans les
villages de Rodde et de Monteix (commune d'Ambert).

Le docteur Mavel a également traité des fièvres typhoïdes au Champ-de-Laforie, où cinq personnes de la
même famille ont été atteintes.

A Montgolfier, une typhique travaillait dans les usines.
Le même médecin a également signalé plusieurs exem-
ples de la maladie régnante à Chadernolles, commune de
Marsac.

Le docteur Coste parle, de son côté, d'une jeune fille
qu'il suppose avoir pris son mal dans l'une des usines de
Laforie.

Si nous laissons Bortignat de côté, nous constatons
que, depuis le mois de mai 1886, la fièvre typhoïde régnait dans la partie nord-est du canton d'Ambert et que
les réservistes, les lycéens et les émigrés de Clermont
sont étrangers à ces petites épidémies.

Le docteur Margnat nous a envoyé, le 7 février 1888,
une note ayant un certain intérêt, sur la fièvre typhoïde
qui a régné à Champeix en 1886. Nous la reproduisons
textuellement :

« L'épidémie a débuté dans le courant du mois de
juillet; elle a atteint son apogée au mois de septembre,
elle s'est terminée au mois de décembre.

» Depuis longtemps la municipalité s'occupait dans ses
réunions de la nécessité d'établir des fontaines publiques.
Cette dernière épidémie, suivie de l'apparition de nombreuses varioles, a si vivement impressionné la population qu'elle a réclamé unanimement et dans le plus bref
délai l'établissement des fontaines en projet, et aujour-
d'hui, à la satisfaction générale, on boit à Champeix de
bonne eau de source exempte de toute espèce de bacille
et de microbe. »

(1) Lettre adressée au docteur Nivet par le docteur Béal, le 4 décembre 1887.

Ces renseignements démontrent que l'influence typhique existait dans le département du Puy-de-Dôme comme dans le reste de la France, mais qu'elle n'a pris le caractère franchement épidémique que dans un nombre limité de villes et de villages.

Origine de l'épidémie de 1886. — Nous allons maintenant rappeler quelles ont été, en 1886, les origines premières de l'épidémie typhoïde de Clermont.

Deux typhiques existaient dans cette ville au mois de mai : l'un à l'Hôtel-Dieu, l'autre en ville. Leur maladie s'est prolongée jusqu'au mois de juin; l'un d'eux a été gravement malade. Pendant ce dernier mois, le docteur Fredet a observé un autre enfant affecté de fièvre muqueuse.

Durant le mois de juillet, M. le professeur Bourgade de la Dardye a soigné deux typhiques à l'Hôtel-Dieu : un homme, dans la salle de Saint-Vincent ; une femme, dans la salle de Sainte-Marie.

Nous avons obtenu des renseignements positifs sur quatre personnes qui ont été affectées de fièvre typhoïde avant le 11 du mois d'août : trois habitaient le quartier Sainte-Claire; la quatrième était la femme du sous-officier chargé de la garde de la prison de la caserne d'Assas.

Dans le même temps, à Montferrand, on comptait une fièvre typhoïde terminée par la mort et quatre fièvres muqueuses guéries. Ces fièvres avaient débuté avant le 11 août.

On voit, d'après ce que nous venons de dire, que les porte-semences ne manquaient ni à Clermont ni à Montferrand.

Dans de semblables circonstances, l'intervention de la souillure des eaux est inutile; il suffit que dans certains groupes nombreux la réceptivité, la prédisposition soient très répandues pour que la maladie, qui était sporadique ou saisonnière, passe à l'état épidémique.

Transport par les personnes. — Encombrement. — Réceptivité. — Quand le transport des agents typhi-

ques a lieu par les personnes, les vêtements, ou par
l'air chargé de poussière, la dissémination des spores
et des bacilles se fait d'une manière capricieuse, iné-
gale; la prédisposition, la réceptivité, jouent un rôle
très important; ces agents s'arrêtent dans les lieux où
existent des typhoïdables, l'épidémie devient d'autant
plus grave que ces derniers sont plus nombreux; d'autre
part l'observation démontre que ces derniers se multiplient particulièrement dans les établissements où l'on vit
en commun et où l'on couche dans des dortoirs encombrés
ou insuffisamment aérés.

C'est ce qui est arrivé à Clermont, les casernes et le
grand Lycée ont payé un large tribut à la maladie régnante, pendant que la population civile et surtout celle
de Montferrand fournissaient un nombre relativement
beaucoup moins considérable de victimes.

Un fait singulier a été observé, la fièvre typhoïde a
pénétré dans un asile et dans des couvents cloîtrés, pendant qu'elle s'arrêtait à la porte de la prison. Et cependant on pouvait craindre qu'il en fût autrement, quand on
songe aux hautes murailles de cet établissement, à ses fe-
nêtres étroites, à ses cours humides et sombres, à ses fosses
non étanches, à ses cabanons malpropres et servant à loger
des gens mal nourris. Les prisonniers boivent la même
eau que les habitants de Clermont, mais les portes fermées
ont pu défendre les habitants de la prison contre les
atteintes des agents infectieux qui ravageaient la ville.

Le docteur Hospital, le médecin de cet établissement,
a bien voulu nous envoyer une note très détaillée, dans
laquelle il nous déclare qu'il n'a observé dans sa geôle
aucun cas de fièvre typhoïde ou muqueuse depuis le commencement de septembre jusqu'à la fin de décembre. Et
cependant, pendant ces quatre mois, 54 prisonniers âgés
de 15 à 40 ans, ont séjourné dans la prison pendant plus
de six semaines.

Au mois d'août 1880, la fièvre typhoïde était à l'état

sporadique dans les villes de Clermont et de Montferrand, l'arrivée des réservistes la fit pénétrer dans les casernes et la transforma en maladie épidémique.

Quoique peu nombreux, les premiers réservistes ont rendu très sensibles les effets de l'encombrement et du défaut d'aération dans les chambres où ils couchaient, parce que nous étions encore sous l'influence des chaleurs de l'été. En outre, ils ont été pour le régiment auquel ils appartenaient une cause de fatigues inaccoutumées.

Les régiments de Clermont ont seuls payé à l'époque de l'arrivée des réservistes leur tribut à l'épidémie, mais beaucoup de ces derniers ont emporté chez eux le germe de la maladie régnante qui a éclaté quand ils ont été arrivés dans leurs familles.

Propagation par les individus. — La propagation de la fièvre typhoïde par les personnes nous a valu une déclaration importante de M. Brouardel, qui a été faite en présence de la Société de médecine publique de Paris le 28 décembre 1887, nous nous plaisons à la reproduire ici.

Le jour où cette maladie n'existera plus à Paris, s'est écrié le savant professeur, « ce jour-là, croyez-le, la fièvre typhoïde sera bien près de disparaître de la France; car c'est souvent un malade parti de Paris qui est allé porter la fièvre typhoïde en province (1). »

Clermont a été, lui aussi, un centre de dissémination. Sur 200 réservistes divisés en trois séries qui ont été soumis à des exercices auxquels ils n'étaient pas accoutumés, et qui ont couché dans des dortoirs encombrés ou mal aérés, 60 ont présenté des prodromes douteux qui ont motivé leur renvoi dans leur famille. Sur ce nombre 41 au moins ont été atteints de la fièvre typhoïde, et 18 disséminés dans 14 communes ont transmis leur maladie à leurs parents et à leurs visiteurs.

(1) *Revue d'hygiène et de police sanitaire*, janvier 1888, page 51.

L'intervention des individus comme moyens de transport de l'agent infectieux, a été particulièrement signalée sur deux points de la commune de Clermont.

L'épidémie a dominé autour des casernes d'Assas et de Desaix, dans l'avenue de la République et dans la rue de la Fontaine, qui font communiquer ces casernes avec le centre de Montferrand; sur 36 typhiques portés sur les listes du docteur Léoty, 16 habitaient la rue et l'avenue que nous venons d'indiquer.

Les soldats du 36ᵉ d'artillerie et ceux du 139ᵉ de ligne se promènent habituellement dans cette rue et dans cette avenue.

Pendant la deuxième recrudescence de l'épidémie qui a eu lieu en novembre et décembre, les habitants du boulevard Trudaine et du cours Sablon ont fourni de nombreux typhiques (1).

Les cafés, les estaminets de ce quartier sont le rendez-vous des soldats du 16ᵉ d'artillerie, qui devaient plus que ceux des autres régiments répandre autour d'eux les germes typhoïgènes. La rue d'Amboise et l'avenue Centrale font communiquer directement le boulevard Trudaine et le cours Sablon avec la caserne des Paulines.

Encore un exemple de transmission par les personnes. La caserne A située entre le boulevard Trudaine et le petit Séminaire, est un vaste bâtiment isolé de tous les côtés, il était habité par 60 chasseurs et 20 ouvriers. Cette caserne aurait pu contenir facilement quatre ou cinq cents soldats. On n'a observé dans cette caserne, pendant la première partie de l'épidémie, qu'une seule fièvre typhoïde.

Pendant la seconde recrudescence de l'épidémie, on a ordonné aux chasseurs et aux ouvriers de boire de l'eau bouillie, et l'on a envoyé dans leur caserne un bataillon du 16ᵉ d'artillerie qui a emporté avec lui l'influence ty-

---

(1) Dans l'une des maisons du cours Sablon, la fièvre typhoïde est née sur place; nous avons déjà parlé de ce fait, voir la page 89.

phoïgène au milieu de laquelle il vivait dans la caserne des Paulines, et bientôt après on a vu se manifester parmi les chasseurs des embarras gastriques et trois fièvres typhoïdes.

Ces maladies ont cessé de se produire quand la batterie du 16e est remontée, sur l'ordre de ces chefs, dans le camp de la Fontaine-du-Berger.

Les faits nombreux que nous venons de citer, nous autorisent à dire que la transmission des fièvres qui nous occupent par les personnes, doit être d'autant plus fréquente qu'elle agit sur des masses de jeunes gens vivant en commun et couchant dans des dortoirs mal aérés. Les fièvres typhoïdes, dans ces circonstances, se multiplient rapidement et ne s'arrêtent que lorsque tous les typhoïdables ont payé leur tribut à l'épidémie.

L'épidémie typhoïde dans les casernes en 1886. — Les casernes d'Assas et de Desaix ont été construites dans une plaine humide située entre la route de Lyon et celle de Montferrand; on trouve dans le sous-sol de cette plaine une nappe peu profonde dont l'eau contient peu d'oxygène et une quantité notable de matière organique; l'un des puits établi à cet endroit contenait un peu de nitrate de soude. (Truchot.)

On a commencé à creuser les fondements d'une partie des bâtiments qui composent ces deux casernes en 1874, elles ont été terminées en 1878.

Le 139e régiment de ligne qui habite la caserne d'Assas, a reçu ses réservistes le 20 août, l'épidémie a commencé du 3 au 4 septembre; durant cette première partie de l'épidémie il a été plus rudement éprouvé que les autres régiments; ce premier tribut payé, il a eu, pendant le reste de l'épidémie, peu de malades et peu de morts.

La caserne des Paulines a été bâtie sur des terrains qui faisaient partie de l'ancien *Augusto-Nemetum*. Commencée en 1854, elle a été habitée en 1864. On y a ajouté, plus tard, quelques bâtiments accessoires.

Depuis qu'elle a été livrée aux militaires, ceux-ci ont été rudement éprouvés. Pendant l'épidémie de septembre 1877, c'est de tous les régiments celui qui a perdu le plus grand nombre de typhiques. Sur 358 malades de cette espèce, il en a fourni 133.

A cette époque, on reprochait déjà à cette caserne d'être malsaine. Du côté de l'est existe une grande cour à fumiers. Le docteur Barberet a constaté que les chambres les plus rapprochées de cette cour, fournissaient davantage de typhiques que les autres.

Depuis cette époque, les chambres qui n'ont pas été réparées sérieusement, doivent recéler dans les fentes de leurs murailles, de leurs planchers, des germes organiques dont le moindre inconvénient est de préparer la réceptivité quand ils ne fournissent pas les agents infectieux.

Toujours est-il que pendant la recrudescence de novembre 1886, malgré ses deux voyages de dix jours en montagne, le 16e d'artillerie a envoyé à l'Hôtel-Dieu une proportion de typhiques plus considérable que les autres régiments. Seulement les modifications heureuses que lui ont imprimé ses absences, ont retardé les effets de l'encombrement occasionnés par la présence de ses réservistes. Depuis 1877 nous doutons que les causes d'insalubrité aient diminué dans cette caserne. Du reste, nous n'avions pas le droit de nous assurer si le réservoir des eaux potables est étanche, si les tuyaux de descente des latrines sont munis de soupapes hydrauliques automatiques, si les fosses ont des tuyaux d'évent, s'il existe dans les chambres des appareils de ventilation pouvant assurer une aération suffisante pendant la nuit.

Nous laissons à d'autres médecins autorisés le soin de résoudre ces problèmes délicats.

Nous croyons que les questions posées à propos de la caserne des Paulines pourraient être adressées à propos des deux autres.

A l'époque de la recrudescence du 21 novembre 1886,

la caserne de Desaix était presque neuve, car elle avait été habitée seulement depuis 1878, l'influence nuisible des réservistes fut forte, mais elle fut passagère. Ces derniers étaient arrivés le 28 octobre, et comme les soldats du 36ᵉ d'artillerie, les plus impressionnables avaient déjà été affectés de fièvre typhoïde, c'est seulement 24 jours après l'installation des militaires étrangers dans la caserne de Desaix, que l'augmentation des entrées à l'Hôtel-Dieu s'accentua d'une manière évidente. L'épidémie atteignit son maximum le 2 décembre, elle cessa à la fin de ce dernier mois; pendant cette seconde période de l'épidémie, c'est le 36ᵉ régiment d'artillerie qui a fourni le plus grand nombre de morts par la fièvre typhoïde.

Ce dernier régiment qui se composait de 866 hommes, a perdu 11 typhiques pendant les mois de novembre, décembre et les 15 premiers jours de janvier.

Le 16ᵉ d'artillerie dont l'effectif était de 1092 militaires, a enregistré 9 décès pendant les mêmes mois.

Le 139ᵉ dont l'effectif était de 868 hommes, a fourni seulement trois morts dans la même période de temps.

Mais dans le régiment du 16ᵉ d'artillerie le nombre des fièvres typhoïdes observées a été beaucoup plus considérable que dans les autres régiments, malgré les vingt jours qu'il a passés dans la montagne. (Voir page 36.)

Épidémie typhoïde dans les casernes de Clermont en 1877. — Nous croyons devoir rapprocher de l'épidémie de 1880 celles qu'on a observées à Clermont en 1877 et à Montbrison en 1884.

Pendant la petite épidémie typhoïde qui a eu lieu à Clermont au printemps de 1877, dans les baraques établies à côté de la caserne de Desaix, dont on creusait les fondements; 72 typhiques furent admis à l'hôpital, 4 moururent. Le campement était humide, malsain et les baraques, insuffisamment grandes, étaient très insalubres.

On envoya les compagnies qui habitaient ces baraques dans les villages voisins; l'épidémie cessa à Clermont et no se répandit pas parmi les habitants des localités qui avaient bien voulu recevoir ces militaires.

Pendant l'été de 1877, on creusa un grand nombre de fossés dans les rues de Clermont pour y placer de nouvelles conduites d'eau potable; des fièvres typhoïdes, compliquées d'accès intermittents, commencèrent à se montrer.

Sur ces entrefaites, 6,000 hommes de troupes arrivèrent pour prendre part aux grandes manœuvres.

L'encombrement devint très grand pendant quelques jours, et une deuxième épidémie grave se manifesta à la fin du mois d'août, elle atteignit son maximum pendant le mois de septembre et s'apaisa vers le milieu d'octobre.

La garnison comptait 4,882 soldats, le nombre des malades fut de 358, celui des morts de 52.

La mortalité fut plus grande parmi les soldats qui furent envoyés dans les hôpitaux de Riom, de Moulins et d'Aurillac; 220 furent traités à Clermont, le nombre des morts s'éleva à 22; 120 furent envoyés à l'extérieur, 30 succombèrent.

Aucun typhique ne fut signalé à cette époque à Royat-village, ni à Royat-les-Bains, et la maladie, chez beaucoup d'individus, prit le caractère de la fièvre typhoïde rémittente, comme en 1886.

Épidémie typhoïde à Montbrison. — En 1884, à Montbrison (1), ville sillonnée de nombreuses ruelles latrinaires, on creusa, au printemps, plusieurs égouts; la garnison était de 240 hommes, les fièvres typhoïdes firent leur apparition au mois d'avril; 500 territoriaux, appelés dans cette ville, s'accumulèrent dans les casernes, dans les bâtiments de la préfecture et chez les habitants, et le 12 juin, 23 jours après l'installation des étrangers, l'épi-

(1) A Montbrison, les eaux potables sont empruntées au ruisseau du Vizezy, la prise d'eau était à 1,500 mètres au-dessus des maisons de la ville.

démie se déclara parmi les soldats de la garnison. Le nombre des malades fut de 80, celui des décès de 13.

On envoya la plus grande partie de la garnison sur un plateau élevé situé à plusieurs kilomètres de Montbrison. Malheureusement, la consigne qui défendait aux soldats du camp de communiquer avec les habitants de la ville fut éludée et l'épidémie ne cessa que lorsque les égouts furent terminés (1).

Épidémie au lycée Blaise-Pascal et au Petit-Lycée en 1886. — Certains établissements civils de Clermont ont présenté des causes d'insalubrité analogues à celles que nous avons signalées dans les casernes; nous allons les étudier sommairement.

Le grand lycée Blaise-Pascal est installé à Clermont dans un vieux bâtiment dans lequel la plus grande partie des pensionnaires passe la nuit dans deux grands dortoirs géminés, séparés l'un de l'autre par une cloison incomplète à sa partie supérieure; cette cloison offre deux grandes ouvertures à ses extrémités; elle rend très difficile l'aération de ces deux salles; elle n'a qu'un seul avantage, celui de fournir des points d'appui aux traversins d'une partie des lits des élèves. En outre, les dortoirs étaient encombrés à l'époque de l'épidémie et les locaux manquaient pour en établir ailleurs. Enfin, les fosses d'aisances n'étaient pas étanches, ni munies d'appareils à fermetures hydrauliques automatiques.

Les lycéens, dont les vacances avaient été prolongées à cause de l'épidémie qui régnait à Clermont, rentrèrent le 11 octobre, le nombre des malades avait diminué en ville, mais on recevait encore un militaire typhique tous les deux jours à l'hôpital, du 9 au 21 novembre.

Le 11 de ce dernier mois et les jours suivants, plusieurs pensionnaires présentèrent les symptômes précurseurs de la fièvre muqueuse, on autorisa ceux qui en manifestèrent

(1) Les eaux potables venaient des puits voisins et de l'aqueduc des Espagnols.

le désir à retourner chez leurs parents, 19 profitèrent de cette permission; rentrés chez eux, ils furent atteints de fièvre typhoïde ou muqueuse, 4 moururent.

Le licenciement eut lieu le 1er décembre; 30 nouveaux pensionnaires payèrent leur tribut à la maladie qu'ils voulaient fuir et qu'ils emportèrent avec eux; 2 succombèrent.

En résumé, sur 255 lycéens pensionnaires, on a compté 40 typhiques dont 6 sont morts. Ce qui donne une proportion de 1 décès sur 42 à 43 internes.

Dans le même temps, le lycée était fréquenté par 105 externes et 49 demi-pensionnaires, en tout 154 qui ne couchaient pas dans des dortoirs mais buvaient la même eau que les internes, 8 ont eu la fièvre muqueuse ou la fièvre typhoïde, tous sont guéris.

Le Petit-Lycée est établi sur les pentes orientales de la ville, un peu trop près de la caserne des Paulines, ses bâtiments sont neufs, vastes et bien aérés, on y a observé une seule fièvre typhoïde grave et trois fièvres muqueuses légères, point de décès.

La fièvre typhoïde au Petit-Séminaire. — Cette pension est également sur les pentes orientales du monticule de Clermont, au milieu des jardins, point d'encombrement.

Il compte 165 internes, 120 externes.

Quatre internes et un maître ont eu la fièvre muqueuse, aucun n'est mort; huit externes ont été affectés de la même maladie; un seul a succombé.

Encombrement. — Mortalité. — La statistique mortuaire de la commune de Clermont-Ferrand, pendant l'épidémie typhoïde de 1886, est-elle favorable à l'opinion de M. Rochard, qui compte de nombreux partisans? Les individus qui couchent, en grand nombre, dans des chambres ou des dortoirs insuffisamment aérés, sont-ils plus exposés que les autres à contracter la fièvre typhoïde; fournissent-ils un plus grand nombre de victimes? Telle est la question à élucider; la statistique va répondre.

1° Groupes d'individus couchant dans des dortoirs :

Groupes divers.	Nombre des individus.	Nombre des décès.	Proportion des décès 1 sur :
Réservistes.....................	200	11	18 à 19
Internes du lycée Blaise-Pascal.	255	6	42 à 43
Militaires de toutes armes (1)...	3.243	39	83 à 84

2° Habitants de Clermont :

Agés de 10 à 20 ans (2)........	6.159	12	513
Agés de 20 à 30 ans..........	5.642	17	331 à 332
De tous âges.................	37.305	40	932 à 933

Habitants de Montferrand :

De tous âges................	5.888	3	1920

En présence des chiffres qui précèdent, nous ne croyons pas qu'on puisse mettre en doute la grande influence qu'exercent les chambres et les dortoirs encombrés ou insuffisamment aérés sur la production et la gravité des épidémies typhoïdes.

Statistique et contamination des eaux potables. — Les mêmes données statistiques vont nous permettre de contrôler une fois encore, l'opinion de MM. Brouardel et Chantemesse, qui attribuent l'épidémie de 1886 à la souillure des eaux potables de Clermont.

Nous demandons que les médecins partisans de l'opinion de MM. Brouardel et Chantemesse veuillent bien nous expliquer pourquoi la même eau contenant le même agent infectieux a tué 1 réserviste sur 18 à 19; 1 interne du lycée Blaise-Pascal sur 42 à 43; 1 militaire sur 83 à 84; et seulement 1 Clermontois sur 932 à 933, 1 habitant de Montferrand sur 1,020. Les eaux contaminées répar-

---

(1) Les artilleurs des Gravanches ont été retranchés du chiffre de la statistique militaire.

(2) Erreur page 40 : Habitants de Clermont de 10 à 20 ans ; proportion des décès, 1 sur 313, lisez : 1 sur 513 ; 332, lisez : 331 à 332.

tissent la mort d'une manière plus égale dans les populations soumises à leur action.

Foyers typhiques sans l'eau de Clermont. — Nous devons encore faire valoir contre l'opinion de MM. Brouardel et Chantemesse, l'existence dans la ville de Clermont de plusieurs groupes de personnes qui buvaient d'autres eaux que celle des fontaines de la ville et qui ont présenté un certain nombre de typhiques.

a Commençons par les Bughes. C'est un quartier bas où, à l'époque de l'épidémie, on buvait de l'eau de puits qui est légèrement acidulée et minéralisée (1).

L'une des malades atteintes est la jeune dame Vernis qui buvait l'eau du puits qui est dans sa maison. Ce puits est couvert, on tire l'eau à l'aide d'une pompe métallique. Cette dame est devenue malade le 25 août, sa fièvre muqueuse a été assez sérieuse, elle s'est terminée par la guérison. Elle a été traitée par le docteur Gagnon (2). Deux autres adultes, qui buvaient de l'eau venant du même puits, ont été atteints de la même maladie. C'est François Roucole et Charles Finot.

Le petit Allary, qui habitait à une certaine distance de la maison Vernis et buvait de l'eau d'un autre puits, a éprouvé une fièvre muqueuse assez grave, mais il n'en est pas mort.

La tante de cet enfant a été traitée aux Bughes, mais elle avait pris sa maladie en ville, près de la place Saint-Pierre.

b Dans l'établissement de Sainte-Marie (Bois-de-Cros), qui comprend un couvent cloîtré et un asile d'aliénés et d'épileptiques internés, on boit uniquement de l'eau de

(1) M. Chantemesse a attribué la fièvre typhoïde de Mᵐᵉ Gasquet à un verre d'eau du puits Vernis, qu'elle avait bu le 22 juillet.

M. Chantemesse a emporté un échantillon de l'eau du puits Vernis, il ne dit pas, dans son rapport, qu'il y ait trouvé des bacilles typhiques.

(2) C'est la dame Vernis et sa belle-mère qui nous ont donné les renseignements insérés dans notre rapport.

Fontmort, qui alimente aussi le couvent du même nom et la ville de Chamalières.

Voici les renseignements que le docteur Fouriaux, professeur à l'École préparatoire de médecine, nous a fournis sur l'asile et le couvent :

1° Une sœur, âgée de 18 ans, a éprouvé une fièvre typhoïde à forme ataxo-adynamique, elle est morte en octobre ;

2° Une autre, âgée de 20 ans, qui a été affectée de la même fièvre, à forme abdominale, est guérie ;

3° Un aliéné, âgé de 50 ans, a commencé à être malade au milieu de septembre, d'une fièvre typhoïde à forme adynamique, il n'est pas mort;

4° Un épileptique, âgé de 27 ans, a présenté les symptômes d'une fièvre typhoïde à forme cérébrale, il a succombé le 17 octobre.

5° Un autre épileptique, âgé de 15 ans, a ressenti les symptômes de la fièvre régnante à dater du 20 octobre, il a survécu.

Nous devons ajouter à cette liste sept autres typhiques, dont deux ont succombé; en tout on a compté douze individus atteints de fièvre muqueuse ou typhoïde, dont quatre sont morts.

Ces renseignements complémentaires ont été communiqués par le docteur Hospital à l'Académie des sciences, belles-lettres et arts de Clermont, dans la séance du 7 juin 1888.

La population de l'asile et du couvent de Sainte-Marie est de 663 habitants, ce qui nous donne environ un décès par 166 habitants. Cette mortalité est deux fois plus forte que celle observée dans la population clermontoise âgée de 20 à 30 ans.

Nota. — Nous avons indiqué à part le jeune domestique de l'asile, qui était âgé de 21 ans et qui a été affecté d'une fièvre typhoïde dont il est mort, parce qu'on a dit, avec raison, qu'il allait faire des commissions en ville et qu'il avait pu boire de l'eau des fontaines de Clermont, mais les douze autres typhiques ne sortaient jamais.

Ce domestique a-t-il introduit la fièvre typhoïde dans l'asile et le couvent ?

« Dans le couvent cloîtré des Ursulines, l'eau potable vient de Montjuzet, on boit également de l'eau d'une fontaine minérale qui existe dans les dépendances de la maison. Voici la liste des malades qui ont été observées dans cet établissement :

Mlle G..., pensionnaire, a été atteinte d'une fièvre typhoïde grave, le 30 novembre. Dix jours avant l'invasion de sa maladie, elle a fait une sortie chez l'un de ses parents; on a prétendu que, pendant sa sortie, elle avait bu de l'eau de Clermont. M. le docteur Dourif, qui lui donnait des soins, s'est assuré que dans la maison où la visite a eu lieu, on buvait à cette époque de l'eau de Saint-Galmier, point d'autre. La fièvre de Mlle G..., après avoir présenté des symptômes graves, s'est terminée d'une manière favorable. (Drs Dourif et Tixier.)

Une autre élève est devenue malade le 8 décembre. Elle est guérie.

Mlle C... a présenté les symptômes précurseurs de la fièvre muqueuse; on l'a envoyée chez ses parents, la maladie a été bénigne.

Deux jeunes sœurs ont également payé leur tribut pendant le mois de décembre, l'une d'elles a été gravement malade. (Dr Dourif.)

La population des élèves du couvent était, en 1880, de 122; celle des sœurs religieuses, de 56; celle des sœurs converses et des domestiques, de 34, en tout 212.

Fouilles dans les terrains contaminés. — Dans quelle catégorie devons-nous placer les terrains extraits du sol pendant la construction des égouts, pendant le creusement des fossés destinés à loger des canalisations? Lorsque les fouilles sont faites comme à Jaude et dans la rue Blatin, l'avenue du Château-Rouge dans des terrains

très humides ou mêlés d'une forte proportion d'eau minérale ou naturelle, les déblais ou les boues déplacés ne
paraissent pas exercer une influence bien nuisible sur la
santé publique ; mais si les fossés sont creusés dans la
ville pendant la saison chaude, et si les déblais sont infiltrés de matières fécales venant de fosses d'aisances non
étanches, ont été exposés à l'air et se sont desséchés, ils
ont pu fournir des poussières renfermant des spores ou des
bacilles typhiques, et devenir une cause active de fièvre
typhoïde (1). C'est à cette cause que les médecins civils et
militaires ont attribué l'épidémie très forte qui s'est montrée à Clermont au mois de septembre 1877, à Montbrison pendant l'été de 1884. Warrentropp a observé une
épidémie de même nature, en 1874, à Francfort, il l'a attribuée à des influences entièrement semblables.

En 1886, on a exécuté des raccords d'égout et creusé
un réservoir vers l'extrémité ouest de l'avenue de Château-Rouge et dans l'avenue placée entre la caserne des
Paulines et l'esplanade de la Gare. C'est sur cette esplanade que les déblais résultant des fouilles ont été jetés.
C'est dans cette avenue que passaient, tous les jours,
les soldats du 16e régiment d'artillerie, avec leurs canons
et leurs caissons, quand ils allaient aux Gravanches.

Les poussières organiques mises en mouvement par ce
passage ont-elles augmenté l'insalubrité de la caserne des
Paulines? cela est probable, mais elles n'ont pas été l'origine première de l'épidémie parmi les militaires, car les
fièvres typhoïdes ont paru dans la ville avant d'envahir
les casernes.

Remblais avec de vieux terrains de transport. —
On a également, entre la recrudescence de l'épidémie de
septembre et celle de la fin de novembre, remblayé le trot-
toir du Jardin des Plantes qui longe le cours Sablon, avec

(1) Si l'on élevait des doutes sur la présence des bacilles dans ces poussières, on
devrait, dans tous les cas, reconnaître qu'elles ont provoqué d'une manière très active
la réceptivité.

de vieux terrains de transport; ces remblais ont-ils contribué à augmenter l'intensité de l'épidémie dans ce quartier, pendant la fin de novembre et le commencement de décembre? nous ne saurions l'affirmer; des médecins ont signalé ce fait; nous n'avons pas cru pouvoir le passer sous silence (1).

Nous avons maintenant à nous occuper des nombreuses causes d'insalubrité qui, sans avoir la puissance de créer des maladies infectieuses, déterminent la prédisposition à ces maladies et notamment à la fièvre typhoïde.

Au premier rang figurent les matières organiques animales et végétales arrivées à un certain degré de putréfaction; en raison des gaz et des vapeurs qui s'en dégagent, ces produits se développent dans une foule de dépôts, de réservoirs et de canaux qu'il est nécessaire d'indiquer ici.

Fosses d'aisances. — Un grand nombre de maisons de Clermont n'ont ni fosses d'aisances ni tinettes; les habitants de ces maisons versent tous les soirs dans les cuvettes des éviers ou dans celles qui sont adaptées aux tuyaux de descente des eaux pluviales, les urines, les matières fécales liquides et les eaux vannes. Ces liquides infectes circulent dans les rues, s'arrêtent en partie dans les ornières jusqu'au moment où ils rencontrent une bouche d'égout ou l'un des ruisseaux de la ville.

Les matières stercorales fermes sont déposées dans les porte-fumiers avec les résidus de la cuisine et les cendres des foyers.

Dans d'autres habitations, les locataires jettent leurs matières fécales dans les bouches des égouts voisins.

Certains propriétaires qui ont dans leurs maisons des fosses réglementaires, ordonnent à leurs locataires de vider leurs urines dans les cuvettes des eaux vannes ou dans

_____

(1) Voir plus haut la relation des faits observés dans la maison n° 41 du cours Sablon, page 39.

le ruisseau de la rue, afin que le réservoir à vidange se remplisse plus lentement, les menaçant, s'ils n'exécutent pas leurs ordres, de leur faire payer une partie des frais occasionnés par l'extraction des matières contenues dans les fosses.

Enfin, beaucoup d'habitations qui se trouvent placées sur le trajet des anciens égouts ont des cabinets dont l'ouverture aboutit à un tuyau, non muni de soupape automatique, qui s'ouvre dans ledit égout et fait communiquer le cabinet avec le canal qui est stercoral et insuffisamment irrigué. Dans un grand nombre d'habitations et malgré les efforts de l'administration municipale, les tuyaux de descente, qu'ils aboutissent à une fosse non étanche ou à un puits perdu, ne sont pas munis d'un appareil à fermeture automatique en forme de syphon.

Les tuyaux des éviers qui se rendent dans ces cavités fécales offrent des dispositions semblables. C'est ce qui existe encore dans la maison n° 41 du cours Sablon où l'on a compté cinq typhiques pendant la dernière épidémie.

Nous pourrions citer d'autres habitations bourgeoises du cours Sablon et de la ville dans lesquelles les tubes de sûreté sanitaires font complètement défaut.

Il y a encore les fosses non étanches qui laissent filtrer dans le sous-sol les matières liquides qu'elles contiennent ; ces liquides souillent les terrains qu'ils traversent, et lorsqu'on est obligé d'y creuser des fosses ou des cavités, les matériaux retirés peuvent, en se desséchant, fournir des vapeurs ou des poussières qui concourent puissamment à vicier l'air atmosphérique. D'autres fosses communiquent avec des nappes d'eaux douces ou minérales ou des ruisseaux souterrains.

Ces fosses et cabinets d'aisances non étanches existent non-seulement dans les maisons des particuliers, mais encore dans certains établissements municipaux et dans quelques-uns de ceux qui appartiennent au département.

Nous signalerons les fosses de la maison du télégraphe, du tribunal de commerce, de la maison d'arrêt, de la gendarmerie qui ne sont pas étanches; les cabinets d'aisances de la préfecture et de ses bureaux qui déversent leurs produits dans des égouts assez bien irrigués; mais ce déversement est contraire à l'arrêté municipal du 4 juillet 1884.

Dans les établissements municipaux, nous constatons que les fosses d'aisances de l'enclos Taillardat étaient dans un état déplorable il y a peu de temps; une partie des fosses du lycée Blaise-Pascal n'étaient pas entièrement étanches et munies des appareils réglementaires à l'époque de l'épidémie de 1886.

Ces cavités, dans la Halle aux Toiles, n'étaient pas, en 1886, conformes aux arrêtés municipaux; il en est de même au Jardin Lecoq. Dans le bâtiment du Poids-de-Ville, les matières fécales et les urines se rendent dans le grand égout stercoral ancien qui passe à côté.

Les cabinets et fosses d'aisances des écoles et des institutions publiques et libres sont-ils dans des conditions réglementaires? Nous avons bien des motifs de supposer qu'il n'en est point ainsi et nous demandons qu'ils soient visités par les surveillants chargés de l'inspection de ces réservoirs dangereux.

Nous parlerons plus loin de la grande fosse stercorale du jardin de l'Hôtel-Dieu et des fosses non étanches de cet hôpital et de l'École de médecine, établissements qui devraient les premiers donner l'exemple de la soumission aux prescriptions sanitaires qui imposent à leurs administrateurs de rendre salubres les établissements dont la garde leur est confiée.

Egouts. — Les égouts anciens sont tous stercoraux. Ceux de l'Hôtel-Dieu, après avoir traversé des cours, un grand enclos, et avoir arrosé les jardins de Rabanesse, déversent leurs liquides souillés dans le ruisseau des Tanneurs, au-dessus d'un lavoir.

1° Les canaux de cet hôpital ne sont pas étanches ; plusieurs de leurs regards sont couverts avec de simples planches ; ils reçoivent les matières liquides de quelques fosses d'aisances.

2° Les tuyaux de descente qui viennent des cabinets d'aisances et des éviers ne sont pas munis, à leur partie inférieure, des fermetures hydrauliques automatiques indispensables.

3° L'un de ces égouts, très important, laisse couler dans une fosse stercorale, enfermée dans un caveau mal clos, les matières fécales et les urines provenant des salles où sont traités des érysipèles, des varioles, des dyssenteries, des cholérines, des fièvres typhoïdes, des fièvres purulentes, etc.

4° Quand on a besoin d'engrais, on le puise dans la fosse du caveau. Ces matières stercorales servent à féconder les terrains sur lesquels on cultive les légumes destinés aux malades, aux employés et aux infirmiers de l'hôpital.

Pendant l'été, les poussières provenant des terrains fumés avec cet engrais humain fournissent des poussières qui sont entraînées par les vents du sud jusque dans les salles de l'hôpital.

En présence d'un état de choses aussi dangereux, on est étonné que la mortalité ne soit pas plus grande parmi les malades de notre grand hôpital et surtout parmi les opérés.

A l'Hôpital-Général, qui, en réalité, est un hospice de vieillards et d'enfants, un égout né dans la rue des Vieillards reçoit le trop plein des fosses de l'hospice. Après avoir traversé un jardin, où il fournit un engrais très fétide, il chemine sous la place du Marché-de-Fontgiève et va s'ouvrir dans le ruisseau du même nom (grand bras de la Tiretaine), entre deux lavoirs.

Un grand canal ancien, qui a son origine au bas de la rue des Gras, passe sous les groupes de maisons qui correspondent, d'un côté à la rue Neuve, de l'autre à la rue

Saint-Louis. Les lieux d'aisances d'un grand nombre de ces maisons s'ouvrent dans cet égout encombré, mal irrigué et qui aurait grand besoin de réparations. Sur cet égout, qui est très grand, vient s'embrancher un petit canal qui vient de la place Saint-Pierre en traversant la rue Saint-Barthélemy; plus loin, ce même égout est percé d'ouvertures qui communiquent avec les cabinets d'aisances de l'établissement communal du Poids-de-Ville. Au bas de la place Saint-Hérem, il se réunit à l'égout stercoral qui vient de la place du Marché-aux-Poissons. Plus loin encore, le grand égout passe sous les rues André-Moinier et Sidoine-Apollinaire, sous la rue du Nord, pour aboutir à la Tiretaine, à côté de la rue des Trois-Ponts, au-dessus d'un lavoir.

L'égout qui commence au bas de la rue Neyron passe au bout de la rue du Port, longe la place Delille, traverse la rue de Montlosier et s'engage sous les maisons de la petite rue de la Sellette, et communique avec les cabinets d'aisances de ces habitations; au bas de cette rue, il se subdivise en deux branches : l'une d'elles va dans la Tiretaine, aux Quatre-Maisons; l'autre longe la Manutention et va, à travers les jardins et en passant sous le marché de la Paille, rejoindre l'avenue Clodius, pour se rendre de là à Montferrand.

Les petits égouts qui existent dans la partie orientale de la ville vont rejoindre l'égout de l'avenue du Château-Rouge; ils ne sont pas stercoraux.

Des égouts anciens sortent, au niveau des grilles et des avaloirs et des tuyaux des cabinets d'aisances, des gaz et des vapeurs organiques dont les effets nuisibles deviennent quelquefois très manifestes.

Ils ont encore l'inconvénient de conduire dans les ruisseaux des liquides mêlés d'urines et de matières fécales, dont l'action nocive est admise par le plus grand nombre des hygiénistes.

Les égouts nouveaux, convenablement irrigués, sont

certainement utiles ; ils débarrassent les rues de leurs eaux
boueuses, le sous-sol de la nappe d'eau qui le rend malsain, comme cela a eu lieu dans la rue Blatin ; mais lorsque, dans l'été, les eaux qu'ils reçoivent sont en quantité
insuffisante, ils répandent des odeurs désagréables, peut-
être dangereuses. Nous citerons notamment celui de la
rue de l'Écu, dans lequel s'écoulent des eaux ménagères
et qui ne reçoit pas toujours toute l'eau de fontaine ou
de pluie nécessaire pour le maintenir dans des conditions
convenables.

Ruisseaux. — A l'étude des égouts se rattache tout
naturellement celle des ruisseaux de Clermont, qui sont
de véritables égouts non couverts et à lits fangeux.

Le ruisseau d'origine, né au pied des monts Dômes, des-
cend dans les vallées de Fontanas, de Royat et de Chamalières ; formé par des sources d'eaux vives et pures, il reçoit, en traversant les villages, les purins et les autres immondices qui proviennent des hommes et des animaux.
Les sources minérales de Royat et les eaux savonneuses
d'un très grand nombre de lavoirs se déversent dans le lit
de ce cours d'eau qui, quoique peu important, a reçu le
nom de Rivière de la Tiretaine.

Arrivée à l'entrée de la commune de Chamalières,
au-dessus de la source Fonteix, cette petite rivière se
divise en deux branches. La moins importante passe entre
Montjoli et Chamalières, et se subdivise pour arroser une
partie des prairies de Chamalières et, plus loin, les jardins maraîchers des Salins.

Une partie du petit bras longe les maisons de la rue Blatin dont elle reçoit les eaux de vaisselle et, dans plusieurs
habitations, les urines et les matières fécales. Derrière les
maisons de Jaude, elle prend le nom de ruisseau des Tanneurs. Aux matières qui sortent de beaucoup de cabinets
d'aisances viennent s'ajouter les débris organiques de
quelques tanneries. Dans toutes les parties de la ville où
le ruisseau est à découvert et avoisine la voie publique,

on jette dans son lit les animaux morts et d'autres débris organiques.

Entre la place de Jaude et l'avenue des Salins qui fait suite au boulevard de Gergovia, l'eau du ruisseau a perdu presque la moitié de l'oxygène qu'elle avait à Fontanas; elle en reprend un peu au-dessous des moulins. (FINOT.)

Les acides azoteux et azotique manquent à Fontanas; ils existent dans le ruisseau des Tanneurs; l'ammoniaque existe également en quantité sensible dans l'eau du même ruisseau recueillie dans la rue des Salins. (FINOT.)

Pendant l'été, l'arrosage des prairies et des jardins maraîchers diminue tellement l'eau du ruisseau des Tanneurs qu'elle devient noire et répand une odeur pénétrante, fétide, insupportable.

En 1881, les eaux de ce ruisseau devinrent si basses et si incommodes, pendant les mois de juillet et d'août, que M. le maire Gaillard prit un arrêté par lequel il limitait le nombre d'heures pendant lesquelles les jardiniers pouvaient arroser leurs cultures. C'était une mesure très sage et qui fut utile.

Avant de quitter la rue des Salins pour s'engager dans un aqueduc qui le conduit à la scierie Morand (ancien moulin des Pauvres), il s'unit au petit ruisseau des Salins, dans lequel se déversent les urines et les matières fécales d'un certain nombre de maisons; après avoir dépassé l'usine Morand-Cohade, il reçoit le nouvel égout de la rue Gonod, de la place de Jaude, de la rue Blatin, et plus loin l'égout stercoral de l'Hôtel-Dieu; c'est au-dessous de la réunion de ces trois cours d'eau que se trouve le lavoir de Rabanesse.

Au delà de la ville le ruisseau des Tanneurs, après avoir passé au petit village d'Herbet, va se réunir dans la plaine, près des établissements des Gravanches, à celui de l'Artières dont il prend le nom.

La seconde branche, qui est deux fois plus volumineuse que la première, traverse les quartiers de Fontgiève,

de Saint-Alyre et le cimetière, avant de se rendre à Montferrand. Dans ce trajet elle fournit des moteurs à plusieurs usines et à des moulins. De nombreux lavoirs sont
établis le long de ses bords.

Derrière l'école communale de Fontgiève, il reçoit l'é-
gout de la rue des Vieillards et de l'Hôpital-Général;
plus loin, près des Bughes, à côté de la rue des Trois-
Ponts aboutit le grand égout de la rue des Gras, de la
rue Neuve et du Poids-de-Ville...

Aux Quatre-Maisons se rend une partie de l'égout de la
rue du Port et des rues de la Sellette. Ces égouts sont
tous stercoraux.

Au-delà des Quatre-Maisons, le ruisseau de Tiretaine
longe une filature de caoutchouc; il passe au Moulin-
Noir et dans le cimetière et envoie à l'abattoir une
quantité d'eau qui n'est ni suffisante ni suffisamment
propre.

Ce ruisseau se rend ensuite à Montferrand. Au pied du
monticule sur lequel est bâti cette ville il se subdivise en
deux branches qui traversent, l'une la partie sud, l'autre
la partie nord de ladite ville; elles reçoivent dans ce trajet
les eaux des ruelles latrinaires quand il pleut.

Action morbigène. — Ces ruisseaux infects, en dehors de cette action générale qui fait que les vapeurs et
les gaz qui se dégagent des matières organiques en putréfaction sont nuisibles, ont-ils une action directe sur le
développement de la fièvre typhoïde? Nous ne le croyons
pas. Nous sommes même porté à croire que le savon qui
vient des nombreux lavoirs doit transformer l'eau de ces
ruisseaux en liquides peu favorables à la culture et à la
reproduction de bacilles typhoïgènes.

Nous avons pris des informations sur les typhiques qui
habitaient près des bords des ruisseaux de Clermont;
nous n'avons pas trouvé qu'ils fussent plus nombreux que
dans les autres parties de la ville. Aucune blanchisseuse
ne nous a été signalée comme ayant eu la fièvre typhoïde;

quelques-unes des lessiveuses de Rabanesse ont eu la diarrhée pendant quelques jours. Dans le moulin du même nom, deux jeunes gens et la mère de famille sont restés indemnes; le père a été affecté d'une fièvre muqueuse rémittente qui a duré six semaines. Dans la maison qui est à côté, un jeune enfant a éprouvé une fièvre muqueuse légère. On a observé plusieurs typhiques dans la rue Blatin; mais on ne doit pas oublier que, du côté des maisons portant les numéros impairs, le ruisseau reçoit les matières fécales et les urines d'un certain nombre de cabinets d'aisances.

En 1849, au contraire, à l'époque où le choléra-morbus régnait à Clermont, presque tous les malades gravement atteints habitaient des maisons placées dans le voisinage de l'un des deux ruisseaux et l'on pouvait constater le même fait le long du bord de la Tiretaine, jusqu'à la limite occidentale de la commune de Chamalières.

On a affirmé également, à Paris, que les vapeurs et les gaz des égouts ne donnaient pas la fièvre typhoïde, quand ils ne renfermaient pas des matières typhiques et qu'ils étaient bien irrigués; cette opinion nous paraît très-soutenable.

L'innocuité des égouts ne nous paraît pas admissible quand il s'agit de cholérines et de diarrhées infantiles.

Pendant l'hiver de 1879-1880, les rues de Paris étaient encombrées de glaces et de neiges, les voitures ne pouvaient plus circuler, les transports des vidanges étaient devenus impossibles; beaucoup de fosses étaient pleines; la préfecture autorisa un certain nombre de propriétaires à laisser couler le trop-plein de leurs fosses dans les égouts.... L'eau d'irrigation ne fut pas augmentée.

Tant que l'hiver qui était rude, dura, aucun inconvénient ne se produisit; mais lorsque les chaleurs de l'été arrivèrent, des odeurs désagréables et des miasmes dangereux s'échappèrent des bouches des égouts et eurent bientôt atteint leur *summum* d'intensité.

La mortalité devint de plus en plus considérable et les diarrhées infantiles augmentèrent énormément. Elles étaient en 1877 de 440, en 1878 de 640, en 1879 de 843, et en 1880 elles atteignirent le chiffre énorme de 2,564 (1). On ne parlait point alors d'épidémie typhoïde.

Nous devons rapprocher des fosses, des égouts et des ruisseaux les puits perdus et les citernes, dans lesquels en laisse couler toutes espèces de matières et dont un grand nombre reçoivent des immondices venant des cabinets d'aisances. Les fosses ou plus exactement les puits perdus de la maison du cours Sablon où l'on a observé cinq typhiques en 1886, communiquaient sans obstacle avec les cabinets d'aisances et avec les cuvettes des éviers.

Certaines impasses, qui sont en contre-bas des rues voisines, n'ont pas des moyens d'écoulement suffisants ; lorsque les pluies sont abondantes, le cul-de-sac est inondé, et comme les eaux-vannes et autres se mélangent à l'eau de pluie, il en résulte des odeurs infectes pendant les jours où la température est chaude (2).

Abattoir. — C'est l'un des établissements les plus insalubres de la commune de Clermont. Ses murailles et ses cloisons sont dégradées ; il est impossible de les nettoyer; elles sont couvertes d'une couche de sang et de graisse dégoûtante; l'eau du canal-égout est infecte, elle est mêlée de matières organiques en voie de putréfaction qui devraient être retenues par des grilles; elle se rend dans l'un des ruisseaux de Montferrand. Les eaux de lavage sont insuffisantes et mal distribuées (3).

La fièvre typhoïde dans les maisons riches. — L'on a paru étonné que les familles riches aient payé un large tribut à la maladie régnante pendant la recru-

---

(1) Voir le *Journal d'hygiène* de septembre et octobre et celui de janvier 1881.

(2) Voir le Rapport de M. Ballière, fait au nom de la Commission des logements insalubres, du 22 juin 1883. (*Moniteur du Puy-de-Dôme* des 28 et 29 juin 1883.)

(3) M. Teillard, architecte de la Ville, a fait sur cet établissement un excellent et consciencieux rapport. Espérons qu'il obtiendra de l'Administration municipale de prochaines améliorations. (Dr NIVET.)

descence de novembre et de décembre. Il arrive souvent que les choses se passent ainsi dans les grandes villes. Au début des épidémies, ce sont les gens pauvres affaiblis par le travail et la mauvaise nourriture, accumulés dans des maisons peu spacieuses et mal aérées, qui fournissent le plus grand nombre de victimes; mais si l'épidémie se prolonge, les habita.ts des maisons bourgeoises sont atteints à leur tour.

Il existe souvent dans ces maisons des jeunes domestiques qui sont dans la ville depuis peu de temps, qui subissent presque inévitablement l'influence des agents typhiques; elles sont souvent logées dans des mansardes ou des chambres trop étroites et trop peu aérées.

Parmi les demoiselles, il en est qui vivent dans des pensions où elles couchent dans des dortoirs insuffisants; où elles sont soumises à un travail trop prolongé; dont la nourriture n'est pas assez réparatrice. Celles qui habitent chez leurs parents ont sur leur table une alimentation bonne; mais elles préfèrent les salaisons, les sauces épicées et vinaigrées, les salades et les crudités, parce qu'elles sont sous l'influence des caprices du goût, qui accompagnent la chlorose et les dyspepsies nerveuses.

Dans les maisons, les fosses et les cabinets d'aisances ne sont pas toujours irréprochables. Elles sont ainsi dans des conditions qui favorisent l'action de bacilles typhoïgènes.

La peur et l'émigration. — La peur occasionnée par l'épidémie a été grande, surtout dans la classe bourgeoise. Elle a certainement contribué à augmenter le nombre des fièvres typhoïdes. Ce qu'il y a de certain, c'est qu'elle a provoqué l'émigration d'un certain nombre de personnes et qu'elle a empêché beaucoup de familles riches, qui étaient à la campagne, de rentrer à Clermont.

Le groupe principal des émigrés se composait de 52 personnes; il était composé de ménages bourgeois, d'enfants et de domestiques. Chose singulière, ce groupe s'est réfugié à Royat, qui, d'après certains médecins, avait été le berceau de l'épidémie. Aucun des émigrés n'a été atteint de fièvre typhoïde. Plus tard, à la fin du mois de novembre et au commencement de décembre, 255 élèves du Grand Lycée, 99 du Petit Lycée, 165 élèves du Petit Séminaire et un nombre inconnu de demoiselles habitant les couvents et les pensions ont quitté Clermont.

Mais ces départs ont été bien moins nombreux que ceux indiqués par MM. Brouardel et Chantemesse dans leur Rapport sur l'épidémie de Clermont de 1886. Ces auteurs écrivent, en effet, que, « au dire du chef de gare de Clermont, l'émigration des habitants aurait atteint, à cette époque, le chiffre de huit mille (8,000) ».

Ce chiffre nous ayant paru exagéré, nous avons prié M. le Préfet du Puy-de-Dôme d'écrire au chef de gare de Clermont pour l'inviter à lui faire connaître quel a été le nombre des voyageurs qui ont quitté Clermont pendant les mois de septembre, d'octobre, de novembre et de décembre 1886, et quel a été celui des voyageurs qui sont rentrés dans cette ville pendant les mêmes mois.

Voici quelle a été la réponse du chef de gare, M. Pinon; elle porte la date du 14 juillet 1887 :

        « Monsieur le Préfet,

» Je m'empresse de répondre à votre lettre en date du 12 courant, et de vous informer que, pendant les mois de septembre, octobre, novembre et décembre 1886, il est parti de notre gare 151,044 voyageurs.

» Pendant cette même période de temps, il est arrivé à Clermont 157,325 voyageurs. »

D'après cette lettre, le chiffre des arrivées a dépassé de 6,281 le nombre des voyageurs qui sont partis de Clermont.

NOTA. — Il résulte des renseignements supplémentaires qui nous ont été donnés que, pendant le mois de septembre, époque où les touristes, les derniers malades des stations thermales, les marchands forains et les saltimbanques qui étaient venus à la foire d'août quittent Clermont, les départs ont prédominé ; ils ont dépassé de 5,853 le nombre des arrivées, mais pendant les trois autres mois les arrivées ont été plus nombreuses que les départs, et l'ensemble des quatre derniers mois de l'année nous a donné les différences signalées par M. le Chef de gare du chemin de fer de Clermont.

IV.

Transmission de la fièvre typhoïde par les émigrés militaires et civils.

Les réservistes, au nombre de deux cents, sont arrivés successivement à Clermont à la fin de l'été 1886. Ils ont été reçus dans les casernes et ont couché dans des chambres insuffisamment aérées.

La première section était à Clermont le 20 août 1886, la seconde le 27 septembre, la troisième le 28 octobre. Pendant leur séjour dans cette ville, soixante d'entre eux, ayant présenté des symptômes inquiétants, ont été renvoyés dans leurs foyers.

Quarante et un de ces jeunes gens ont été atteints, en arrivant dans leur famille, de la fièvre typhoïde qu'ils avaient contractée à Clermont ; onze sont morts. Les réservistes ont, comme on le voit, payé un large tribut à l'épidémie (1).

Ils ont en outre importé la maladie dont ils étaient atteints dans plusieurs des communes du département du Puy-de-Dôme, où ils se sont rendus.

M. le docteur Pilleyre, de Saint-Amant-Roche-Savine est le premier médecin qui ait appelé l'attention du

---

(1) Nous ne devons pas oublier que la fièvre typhoïde existait dans plusieurs communes du département du Puy-de-Dôme avant le retour des réservistes et des lycéens chez leurs parents.

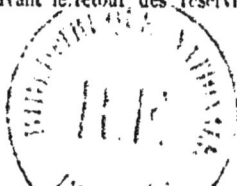

7

corps médical du Puy-de-Dôme sur les inconvénients que présente l'arrivée des réservistes dans une ville où sévit une maladie épidémique infectieuse.

Transmission de la fièvre typhoïde par les réservistes. — Nous allons maintenant nous occuper de ceux de ces militaires qui ont importé la fièvre typhoïde dans leur pays et l'ont communiquée aux personnes qui les ont visités. Nous ajouterons à ces réservistes, les trois soldats libérés qui ont été signalés par le docteur Pilleyre.

Réservistes.		Noms des communes.	Victimes de la contagion.	Observateurs.
1 réserv. du 139e de ligne.		Neuville.	sa mère, son père, sa sœur.	Dr Thomas (Billom).
1 id.	id.	Sallèdes.	quelques memb. de sa fam.	Id.
1 id.	id.	Sugères.	son frère.	Dr Tixier (Manglieu).
1 id.	id.	Vertolaye.	ses parents et ses voisins.	Dr Soleils.
1 id.	?	Sauvessanges.	2 membres de sa famille.	Dr Pitavy.
1 id.	du 16e d'artillerie	Ravel.	sa famille.	Dr Mechin.
1 id.	?	Vollore-Ville.	son père, d'autres.	Dr Bourgade de la Dardye.
1 id.	?	Cant. de Courpière.	sa belle-sœur.	Dr Veyret.
4 id.	?	Canton d'Arlanc.	beaucoup de personnes (33)	Dr Sabaterie.
1 id.	?	St-Amant-Roche-S.	un certain nombre de leurs parents et de leurs connaissances.	Dr Pilleyre (St-Amant-Roche-Sav.).
2 id.	?	Bertignat.		
1 id.	?	Grandval.		
2 id.	?	Chambon.		
1 libéré.		Le Monestier.	avec transmission à leur entourage.	Dr Pilleyre.
2 libérés.		St-Amant-Roche-S.		id.

Faisant allusion aux neuf derniers typhiques inscrits dans le précédent tableau, le docteur Pilleyre ajoute les réflexions suivantes :

« Je ne cite que les fièvres typhoïdes confirmées, plusieurs jeunes hommes, en effet, ont été atteints, à leur retour de Clermont, de fièvres muqueuses légères, mais appartenant toujours à la même famille morbide.

» Chez trois des malades indiqués plus haut, la fièvre typhoïde a revêtu la forme toxique et ils ont succombé (deux réservistes et un libéré).

» Auprès de ces typhiques, un certain nombre d'individus, parents ou connaissances ont contracté la redoutable affection. C'est ainsi que deux familles des réservistes de Chambon ont été particulièrement éprouvées, et que chacune d'elles a eu trois de ses membres atteints, ils sont cependant guéris.

» A Saint-Amant-Roche-Savine, une femme, mère de six enfants, a pris la fièvre typhoïde auprès de son frère libéré, elle a été rapidement enlevée (1). »

A Arlanc et dans les communes voisines, le docteur Sabaterie a traité quatre réservistes typhiques qui ont créé autour d'eux des centres de propagation; trente-trois individus ont contracté la maladie.

Il résulte du tableau qui précède que sur quarante et un réservistes vingt-trois n'ont point communiqué leur fièvre typhoïde et que dix-huit l'ont transmise à leurs parents, à leurs voisins ou à leurs visiteurs.

D'autres, comme dans le canton d'Arlanc et de Saint-Amant-Roche-Savine, ont créé autour d'eux des petits foyers épidémiques.

Lycéens et séminaristes. — Des lycéens et quelques séminaristes ont été atteints de la fièvre typhoïde en arrivant dans leur famille.

L'un des lycéens l'a donnée à la concierge de la maison de son père (Dr Baraduc).

Aucun autre renseignement de ce genre ne nous a été transmis pour les autres lycéens.

Emigrées du sexe féminin. — Quelques demoiselles des couvents ou des pensions de Clermont, et des personnes placées dans des maisons bourgeoises en qualité de femmes de chambre ou de cuisinières, sont revenues de Clermont dans leur pays pendant l'épidémie; elles ont été bientôt affectées de fièvre typhoïde, mais elles ne l'ont pas communiquée autour d'elles. D'autres l'ont transmise à leurs parents ou à leur entourage. En voici un exemple qui est

---

(1) Procès-verbal de la séance du Conseil d'hygiène d'Ambert, du 9 décembre 1880.

cité par le Dr Bouyon: Une élève institutrice, venue de Clermont à Saint-Ours, a éprouvé une fièvre typhoïde ; sa mère est devenue malade à son tour ; elles sont mortes l'une et l'autre.

Le docteur Tournebize, de Cunlhat, a soigné une domestique et une demoiselle qui arrivaient de la ville infectée ; elles ont transmis la fièvre typhoïde qu'elles avaient prise à Clermont à leurs parents et leurs voisins ; quinze personnes ont été contaminées.

Une cuisinière de Clermont s'est réfugiée à Ambert ; au mois de novembre, elle a été affectée de la même fièvre, qu'elle a donnée à ses deux sœurs.

Emigrés du sexe masculin. — Des émigrés du sexe masculin ont également contribué à répandre la maladie qui régnait à Clermont.

En octobre, novembre et décembre 1886, la fièvre typhoïde a sévi à Conheix (commune de Mazayes) ; elle a été importée dans ce village par un petit Clermontois âgé de sept à huit ans. Deux familles domiciliées dans deux maisons voisines de celle qu'il habitait, ont donné huit malades, dont un a succombé (Dr Mallet, d'Olby).

A Saint-Pardoux-Latour, un jeune homme, âgé de dix-sept ans, revenu de Clermont dans son village au commencement de janvier, a communiqué sa maladie à sa sœur, à une femme, à quatre enfants du voisinage et à deux autres domiciliés à l'extrémité du village (Dr Bogros).

Au village de Lamothe, la maladie a été importée par un homme qui était allé vendre du bois à Clermont et qui avait passé deux journées et une nuit dans une maison où il y avait eu, la veille (13 novembre), un décès dû à la fièvre typhoïde. Ce jeune homme a été gravement malade, mais il est guéri (Dr Bouyon).

Une voisine étant venue le voir le 21 novembre, a été atteinte de la même fièvre ; elle a succombé, après avoir transmis sa fièvre à sa sœur qui est également morte.

Un militaire venant de Paris s'est arrêté dans le village de Miocho; le soir même de son arrivée, il s'est mis au lit, offrant les symptômes de la fièvre typhoïde. Il avait demandé à ses chefs « une permission de quinze jours, afin, disait-il, de ne pas mourir à l'hôpital comme ses camarades. » Il n'a pas échappé au sort qu'il redoutait.

Il nous semble que tous les exemples de contagion consignés dans cet article doivent être attribués à la transmission par les individus, car les personnes qui avaient été en contact avec les typhiques ont seules été atteintes de la fièvre typhoïde. Si les eaux contaminées avaient été la cause de ces fièvres, elles seraient devenues épidémiques dans chaque commune.

V.

Résumé du rapport du docteur Nivet, sur l'épidémie de fièvre typhoïde qui a régné à Clermont en 1886 (1).

Au commencement de septembre 1886, la fièvre typhoïde qui s'était montrée à Clermont, sans interruption, depuis le mois de mai; à Montferrand, depuis le 3 août, devint épidémique dans les casernes.

Eaux potables incriminées. — Un petit nombre de médecins et quelques ingénieurs pensèrent que cette épidémie était due à l'eau potable qui, d'après eux, avait été contaminée par les matières fécales d'une dame de Lyon qui était arrivée à Royat le 6 août 1886 et avait été atteinte de fièvre typhoïde le 10 du même mois.

Le Conseil d'hygiène, après un examen sérieux des accusations portées contre les eaux, déclara qu'il ne croirait à la contamination de ces liquides que lorsque d'ha-

(1) Ce résumé a été lu au Conseil d'hygiène et de salubrité publiques de Clermont, qui lui a donné son approbation et a voté son impression, dans sa séance du 14 mars 1888.

biles micrographes y auraient découvert des bacilles typhoïgènes.

Cette preuve ne lui a pas été donnée. MM. Chantemesse et Widal, dont la science en matière semblable n'est
pas discutable, n'ont pas trouvé le bacille spécial dans
les regards, les réservoirs et les canaux qui condui-
saient, à cette époque, l'eau potable de Royat à Clermont (1).

Ils ont seulement constaté sa présence dans un réservoir
établi dans la cuisine de la maison Moser, située rue
d'Amboise, dans la région orientale de la ville, à l'ouest,
et à 40 mètres de la cour de la caserne des Paulines, qui
était alors l'un des foyers d'infection les plus actifs de
la commune.

Les poussières de la cour de cette caserne, mêlées de
spores ou de bacilles typhoïgènes, poussées par les vents
d'Est, avaient pu arriver jusque dans le réservoir incri-
miné. Les vents d'Est avaient soufflé en septembre pendant
41 heures, en octobre pendant 32 heures, en novembre
pendant 28 heures (2).

D'autre part, Mlle Moser a été atteinte de fièvre muqueuse
le 5 novembre et elle habitait à ce moment dans la maison de son père; n'aurait-on pas également le droit de
supposer que les bacilles trouvés dans le réservoir de la
rue d'Amboise venaient de cette demoiselle (3)?

M. Arnould, l'un des hygiénistes les plus distingués du
nord de la France, paraît douter, comme nous, que
les bacilles du réservoir soient descendus de Royat. Ce
serait, d'après lui, la malade qui aurait empoisonné l'eau

(1) M. Chantemesse a trouvé dans l'eau du regard de Lussaud, où le bacille typhique
manquait, des micro-organismes qui n'existent d'ordinaire que dans les matières stercorales. Mais cela ne prouve nullement que le bacille typhoïgène ait existé antérieurement
dans les eaux des fontaines de Clermont.

(2) Communication de M. Plumandon, météorologiste à l'observatoire de Rabanesse.

(3) Cette observation a déjà été faite par le docteur Petit.

du réservoir et non pas celle-ci qui aurait typhoïsé les habitants de Clermont (1).

Le même auteur, dans l'article Fièvre typhoïde qu'il a publié récemment dans le *Dictionnaire encyclopédique des Sciences Médicales*, après avoir fait ses réserves au sujet de l'étiologie proposée par Chantemesse et Widal, pour l'épidémie de Pierrefonds (1886), plus retentissante que meurtrière...., ajoute : « La preuve est encore bien moins faite au point de vue spécifique par les historiens de la fièvre typhoïde de Clermont-Ferrand » (page 540). Ces historiens sont MM. Brouardel et Chantemesse. (V. NIVET.)

Excréments de la dame typhique de Lyon accusés d'avoir contaminé les eaux venant de Royat. — Avant l'arrivée du micrographe de Paris, on avait invoqué, comme preuve de la souillure des eaux, l'existence de fissures et de fentes dans la conduite des eaux de Clermont qui auraient pu permettre l'arrivée de l'agent infectieux jusqu'au liquide alimentaire qu'elle contenait.

Il a été démontré dans le rapport qui précède ce résumé, que les excréments de la dame de Lyon n'ont pénétré ni dans les conduits, ni dans les réservoirs *publics* des eaux de Clermont (2).

Fréquence de la contamination de l'eau potable. — Les partisans de la contamination des eaux se sont encore appuyés sur des documents qui sont beaucoup moins explicites qu'ils ne le disent. La seule statistique ayant quelque valeur est consignée dans le rapport n° VII du *Board of Health*. Noël Guéneau de Mussy, après avoir fait un examen approfondi de ce document, dit que sur

(1) *Revue sanitaire de Bordeaux*, n° 85, 1887.

(2) Le dernier malade de Royat-village a été atteint de douleurs vives de tête et de ventre le 25 octobre, il est mort le 10 novembre d'une pleuro-pneumonie. On l'a purgé, on lui a mis un vésicatoire, on a jeté ses garde-robes dans une rue dont les eaux vannes vont dans le bief. Ce canal communique par des fentes étroites avec les sources du Gros-Bouillon. Un échantillon d'eau de cette source, puisé le 29 décembre, par M. Chantemesse, ne contenait pas de traces de bacilles typhiques. (Voir le rapport de MM. Brouardel et Chantemesse.)

144 épidémies citées, on peut en attribuer 99 au mélange non douteux de matières fécales avec l'eau alimentaire. Il en reste par conséquent 45 qu'on a le droit d'attribuer au transport du bacille typhoïgène par l'air et par les personnes.

Données statistiques en désaccord avec l'opinion de MM. Brouardel et Chantemesse (1). — La statistique de la mortalité pendant la durée de l'épidémie de 1886 dans la commune de Clermont, a fourni au Conseil d'hygiène et à son rapporteur des objections très sérieuses qu'il a pu opposer à MM. Brouardel et Chantemesse.

Avant et pendant l'épidémie, les habitants des villes de Clermont et de Montferrand, les réservistes, les lycéens et les militaires, ont bu la même eau (2). Voici quel a été le nombre et la proportion des décès dans chacun des groupes que nous venons d'indiquer (3) :

GROUPES.	Nombre.	Décès typhiques.	Proportions : un décès sur
Réservistes...............	200	11	18 à 19
Lycéens.................	255	6	42 à 43
Militaires de la garnison...	3.243	39	83 à 84
Habitants de Clermont de 10 à 20 ans.............	6.159	12	513
Habitants de Clermont de 20 à 30 ans.............	5.642	17	331 à 332
Habitants de Clermont de tous âges...............	37.305	40	932 à 933
Habitants de Montferrand.	5.882	3	1.920
Prisonniers de 15 à 40 ans.	54	Point	Néant.

Quel est le médecin qui, ne s'étant pas encore prononcé

(1) Voir aussi page 31 du rapport du Dr Nivet.

(2) A l'époque où régnait l'épidémie typhoïde à Clermont et bien avant, presque toutes les nuits, on refoulait la source des Combes dans le réservoir des Roches, où l'on retenait l'eau des sources de Royat. Ces eaux se mélangeaient nécessairement. On les renvoyait à Clermont le matin, à mesure des besoins.

(3) Les erreurs de la page 40 ont été corrigées dans ce tableau.

sur la question pendante, consentirait, en présence des chiffres qui précèdent, à admettre que la même eau potable contenant le même principe infectieux, arrivant à Clermont et à Montferrand par les mêmes canaux, ait pu déterminer des résultats si différents.

Ce n'est point ainsi que les choses se sont passées à Bjornsborgbakken, en Norwège, où régnait, en 1868, une épidémie intense de fièvres typhoïdes, on reconnut que quatre fontaines étaient infiltrées de matières excrémentitielles; les maisons abreuvées par l'eau souillée de ces fontaines donnèrent 41,15 pour cent de malades, tandis que les autres maisons alimentées par l'eau des fontaines non contaminées, n'en fournirent que 3,10 pour cent. (Daae cité par Jaccoud.)

Typhiques dans les maisons où l'on ne boit pas l'eau de Clermont. — On peut encore objecter que dans certaines maisons *où l'on ne boit pas l'eau de Clermont*, la fièvre typhoïde s'est montrée et a fait des victimes.

1° Après le 25 août, dans le quartier des Bughes, cinq personnes ont été atteintes de fièvre muqueuse plus ou moins grave. Dans ce quartier-là, on boit uniquement de l'eau de puits.

2° Dans les établissements de Sainte-Marie (Bois de Cros), dans lesquels on boit l'eau de Fontmort, on a observé : Dans le couvent, deux religieuses qui ont eu des fièvres typhoïdes, l'une d'elles est morte; dans l'asile, dix épileptiques ou aliénés qui ont été atteints de la même maladie; trois de ces derniers sont morts.

Enfin, l'un des domestiques a subi le même sort. (Docteurs Fouriaux et Hospital.)

3° Le docteur Dourif nous a affirmé que dans le couvent cloîtré des Ursulines, où l'on boit de l'eau de Montjuzet ou de l'eau minérale, trois élèves internes et deux religieuses cloîtrées ont été affectées de fièvres muqueuses qui ont été graves, chez l'une des élèves et chez l'une des religieuses.

NOTA. — Nous ne pouvons nous dispenser de signaler encore un fait exceptionnel : Les bacilles typhoïgènes se sont arrêtés à la porte de la prison, quoique ses habitants vivent dans des conditions sanitaires qui laissent beaucoup à désirer et quoiqu'ils boivent l'eau de Clermont.

De même que le Conseil d'hygiène du département du Puy-de-Dôme, celui de la Dordogne s'est trouvé dans l'obligation de défendre les eaux potables de son chef-lieu que M. le docteur G. Martin avait incriminées.

Les expériences bactériologiques de M. Blarez et les observations de MM. Levieux, Layet et autres membres du Conseil d'hygiène, ont démontré que les eaux potables de Bordeaux ne renfermaient pas le bacille typhique, qui est considéré aujourd'hui comme étant la vraie cause de la fièvre typhoïde.

Ils ont conclu de leurs observations qu'on devait attribuer l'épidémie de 1887 à des influences miasmatiques.

Influences atmosphériques. — Transmission par l'air et les personnes. — La contamination des eaux potables de Clermont étant plus que douteuse, on a dû examiner si l'on ne trouverait pas dans les influences atmosphériques, dans la transmission par l'air ou par les individus les moyens d'expliquer l'épidémie de 1886, qui est devenue si grave dans les établissements où il y avait encombrement et aération incomplète.

Les influences atmosphériques qui favorisent l'apparition de la fièvre typhoïde se sont manifestées dans la France entière pendant le second semestre de 1886.

Trente-six garnisons ont présenté des typhiques et dans certaines villes et garnisons, ils ont été assez nombreux pour qu'on ait prononcé le mot épidémie.

Ces maladies dont le nombre et l'intensité n'étaient pas partout les mêmes, ont été observées dans le sud, le nord, l'est, l'ouest et le centre de la France. Évidemment l'agent infectieux s'est montré partout, mais il ne s'est arrêté que dans les localités où il a trouvé des conditions favorables à son développement et à sa propagation.

Le Puy-de-Dôme était évidemment sous l'influence de ces conditions insalubres générales, car la fièvre typhoïde existait dans un grand nombre de communes, avant que les lycéens et autres émigrés venant de Clermont fussent rentrés dans leurs familles.

Nous devons ajouter en outre que, dans dix communes, on nous a signalé de petites épidémies typhoïdes; telles sont celles de Grandrif (village des Granges), de la Forie, de Valcivières, de Champeix, de Montaigut-le-Blanc, de Bromont, de Saint-Jacques-d'Ambur, de Chappes, de Clerlande et de Pontmort.

Si l'on élevait des doutes sur la possibilité du transport des germes typhoïdes par l'air atmosphérique et les individus, nous rappellerions qu'un grand nombre de réservistes, quelques lycéens, des demoiselles et des jeunes domestiques des deux sexes qui avaient contracté la fièvre typhoïde à Clermont, l'ont transportée dans leur pays et qu'ils l'ont transmise à leurs parents, à leurs amis et à leurs voisins.

Pendant la première partie de l'épidémie, soixante chasseurs et   vingtaine d'ouvriers habitaient la caserne du Séminaire, ils fournirent un seul typhique.

Après le 15 octobre, une batterie du 16ᵉ régiment d'artillerie vint occuper une partie de cette caserne; peu après l'arrivée des artilleurs, en novembre, on observa trois fièvres typhoïdes et quatre embarras gastriques dans le bataillon des chasseurs.

Les artilleurs furent renvoyés de nouveau dans la montagne, où ils étaient logés dans des baraques bien aérées; la santé de ces militaires ne tarda pas à s'améliorer, et l'épidémie s'arrêta dans la caserne du Séminaire.

La population civile du cours Sablon a été rudement éprouvée pendant la seconde recrudescence de l'épidémie. Le voisinage de la caserne des Paulines et la fréquentation de la promenade du cours Sablon par les artilleurs du 16ᵉ régiment d'artillerie ne sont probablement pas étrangers à ce résultat.

On peut être encore plus affirmatif en ce qui concerne l'action contaminante des soldats des deux autres casernes. La route qui conduit de Clermont au centre de la ville de Monferrand, passe entre l'abattoir et les deux casernes d'Assas et de Desaix ; elle comprend l'avenue de la République, la place et la rue de la Fontaine. Cette route est la promenade favorite des militaires qui habitent les deux établissements militaires que nous venons de nommer.

Sur 36 typhiques observés à Montferrand, 11 habitaient le voisinage des casernes et l'avenue de la République, 5 la rue de la Fontaine.

Si les avenues et les rues fréquentées par les militaires, dont les compagnies fournissaient chaque jour des typhiques, ont souffert de cette fréquentation, à plus forte raison a-t-on le droit de supposer que, dans les casernes mêmes, les transmissions des bacilles typhiques par les militaires se sont ajoutées à l'action des chambres et des autres causes d'insalubrité qui ont été indiquées dans la première partie de ce rapport.

Dans le couvent et l'asile de Sainte-Marie et dans le couvent cloîtré des Ursulines, la fièvre typhoïde a été certainement introduite par l'air ou par les personnes venant du dehors.

L'encombrement et le défaut d'aération des dortoirs du lycée Blaise-Pascal et des chambres des casernes, ont indubitablement préparé la prédisposition et favorisé la réception et la reproduction des bacilles spéciaux. Ils ont transformé en fièvre typhoïde épidémique la fièvre typhoïde qui existait à Clermont, depuis plusieurs mois, à l'état sporadique.

Nous avions compté quatre typhiques dans la population civile avant le 10 août, trois autres nous ont été signalés pendant les vingt derniers jours du même mois.

L'un de ces malades doit être signalé d'une manière spéciale. Nous voulons parler de la femme d'un sous-officier, gardien de la prison de la caserne d'Assas, qui a été atteinte d'une fièvre typhoïde dont le début est antérieur au 10 août, et qui n'a été guérie qu'au mois de septembre.

Action des chambres et dortoirs encombrés ou mal aérés. — Telle était notre situation lorsque les réservistes du 139e de ligne se sont installés le 20 août dans la caserne d'Assas. Le 3 septembre la fièvre typhoïde s'est montrée dans les casernes ; le 4 et le 7 septembre on a reçu à l'Hôtel-Dieu six à sept malades par jour ; le 26 du même mois, le nombre des entrées s'élevait à 10 ; puis le nombre des typhiques a diminué, mais l'épidémie n'a pas cessé complètement.

Le 139e d'infanterie est celui des régiments qui a fourni le plus grand nombre de malades et la proportion la plus grande de décès pendant le mois de septembre.

Néanmoins, comme les artilleurs du 16e régiment ont fait entrer un bon nombre de typhiques à l'Hôtel-Dieu, et que la caserne des Paulines a depuis longtemps une mauvaise réputation au point de vue sanitaire, on a envoyé ce régiment dans le camp de la Fontaine-du-Berger, qui est au pied des montagnes, le 14 septembre. Sa santé s'est bientôt rétablie, et il était dans un état satisfaisant quand il est revenu, le 26 du même mois, pour recevoir ses réservistes qui sont arrivés le lendemain.

L'épidémie, peu intense, continue, le régiment réconforté résiste, puis l'influence de la caserne se fait de nouveau sentir, et les artilleurs du 16e recommencent d'affluer à l'hôpital.

Malgré ses deux absences de vingt jours en deux fois, le 16e d'artillerie est celui de tous les régiments qui a fourni le plus grand nombre de malades pendant l'épidémie de 1886.

Les réservistes du 30e d'artillerie ont été reçus dans la caserne de Desaix le 25 octobre ; une recrudescence de l'épidémie plus meurtrière mais moins longue que la première a commencé le 21 novembre, elle a augmenté graduellement jusqu'au 2 décembre, ce jour-là le nombre des typhiques reçus à l'Hôtel-Dieu était de douze, l'épidémie s'apaise le 10, elle cesse le 30 parmi les militaires.

Pendant cette deuxième épidémie, le 36ᵉ d'artillerie a perdu plus de soldats que les autres corps, mais ses malades ont été moins nombreux que ceux du 16ᵉ ; le 139ᵉ de ligne a été relativement épargné, il a envoyé à l'Hôtel-Dieu 15 malades, et il a fourni seulement 3 morts.

Les tableaux suivants donneront une idée exacte des ravages faits par les deux recrudescences de l'épidémie dans les trois régiments dont il vient d'être question, depuis le 3 septembre 1886 jusqu'au 15 janvier 1887.

Régiments....................			16ᵉ d'artillerie.	36ᵉ d'artillerie.	139ᵉ de ligne.
Effectifs....................			1092	866	868
Nombre des typhiques.	Première recrudescence	Septembre.	31	20	58
		Octobre...	24	10	7
	Deuxième recrudescence	Novembre.	33	14	8
		Décembre.	55	28	7
		Totaux...	143	72	80
Nombre des décès.	Première recrudescence	Septembre.	4	1	4
		Octobre...	2	2	2
	Deuxième recrudescence	Novembre.	1	5	0
		Décembre..	7	3	3
		Janvier...	1	3	0 (1)
		Totaux...	15	14	9 (2)

Réservistes. — Mortalité. — Notons en passant que les soldats de la garnison ont été presque seuls affectés de fièvre typhoïde, un seul réserviste a été atteint de cette maladie à Clermont, il est mort à l'Hôtel-Dieu le 17 sep-

(1) Quatre malades atteints de fièvre typhoïde en décembre, sont morts en janvier.

(2) Les ouvriers militaires ne sont pas compris dans ce tableau.

tembre, il se nommait Béraudias. Les autres réservistes, au nombre de 41, ont été affectés de fièvres muqueuse ou typhoïde dans leur pays, 11 sont morts. Ce qui nous donne une mortalité considérable si on la compare à celle des autres militaires et surtout à celle des habitants civils de Clermont et de Montferrand.

Les fatigues imposées par les exercices ou les manœuvres et les voyages exécutés pendant qu'ils étaient sous l'influence de la période prodromique de la fièvre typhoïde sont, nous le croyons, des circonstances qui ont augmenté la mortalité parmi eux. On a observé des résultats analogues en 1877, pendant l'épidémie de septembre.

Émanations insalubres. — Parmi les autres émanations insalubres qui préparent la réceptivité et fournissent quelquefois le bacille typhoïgène, nous devons placer l'air, les gaz et les vapeurs qui se dégagent des égouts anciens encombrés de matières fécales et mal irrigués ; l'Hôtel-Dieu avec ses fosses mal closes, ses cabinets dont les ouvertures ne sont pas toutes munies de cuvettes convenables, ses tuyaux de descente qui ne sont pas terminés par des soupapes se fermant automatiquement, ses égouts stercoraux communiquant sans obstacles avec les cuvettes des éviers, ses fumiers avec l'engrais humain répandus sur des champs à légumes, et fournissant pendant l'été des poussières dangereuses, ont pu jouer un rôle actif dans une foule de circonstances. Ces poussières nuisibles peuvent encore provenir des déblais extraits d'un sol infiltré de liquides provenant de fosses d'aisances mal construites.

Nous rangerons enfin parmi les causes qui prédisposent à la fièvre typhoïde et aux autres maladies infectieuses, les gaz et les vapeurs qui se dégagent des ruisseaux fangeux et infects, des puits perdus, des impasses inondés à la suite des grandes pluies, des boucheries, des boyauderies, de l'abattoir et de tous les établissements ou maisons dans lesquels des matières organiques conservées trop longtemps, sont arrivées à un certain degré de putréfaction.

A Montferrand, nous avons les ruelles latrinaires, les ruisseaux déjà souillés avant leur arrivée dans cette ville, dans lesquels beaucoup de cabinets laissent couler leurs matières excrémentitielles.

Tels sont les faits qu'il était nécessaire d'exposer au Conseil d'hygiène et de salubrité publiques, avant de lui proposer les mesures qui permettront aux administrations départementales, hospitalières et municipales, d'améliorer les conditions hygiéniques au milieu desquelles vivent les habitants de la commune de Clermont-Ferrand.

VI.

Prophylaxie. — Mesures sanitaires approuvées par le Conseil d'hygiène et de salubrité de Clermont dans sa séance du 14 avril 1888. — Améliorations déjà réalisées.

L'épidémie de fièvres typhoïdes qui a régné à Clermont à la fin de l'année 1886, n'a pas été très grave dans la population civile, mais elle a sévi avec une certaine intensité parmi les militaires de la garnison et les lycéens.

L'émotion qui s'est produite en ce temps-là dans toutes les classes de la société fut vive, aussi M. le Préfet jugea-t-il convenable de charger le Conseil d'hygiène et de salubrité publiques de lui faire un rapport sur les causes de cette épidémie et sur les moyens d'en arrêter les progrès.

Après avoir résumé les faits accomplis et avoir indiqué les antiseptiques dont l'expérience a démontré les heureux effets dans toutes les maladies infectieuses, les membres du Conseil d'hygiène se sont livrés, avec une grande persévérance, à l'étude de la maladie régnante, sans se laisser influencer par les idées aventureuses qui se sont manifestées autour de lui. Il a poursuivi ses recherches et ses vérifications jusqu'au moment où il a été en mesure de faire un travail sérieux qui lui a permis d'indiquer aux administrations départementale, municipale et hospitalière, les moyens d'éloigner ou d'atténuer les nouvelles épidémies qui menacent incessamment la ville de Clermont.

Tel est le but que les membres du Conseil d'hygiène ont poursuivi sans se décourager, depuis le mois de septembre 1886, jusqu'aujourd'hui.

Devoirs du Conseil d'hygiène et des Administrations. — Pendant cette longue période de temps, l'épidémie s'est apaisée, on l'a presque oubliée et lorsque la municipalité voudra appliquer les mesures de salubrité reconnues nécessaires, elle rencontrera certainement des oppositions suscitées par l'intérêt personnel des propriétaires ou par l'indifférence de la population. Elle aura beaucoup de peine à vaincre ces oppositions, contre lesquelles il est de son devoir de réagir énergiquement.

Le Conseil d'hygiène, bien pénétré des obligations que lui imposent les instructions de ses supérieurs, réclamera, de son côté, l'exécution des améliorations qu'il a proposées, jusqu'au moment où il les aura obtenues.

Du reste, le Ministre du Commerce, dans la circulaire qu'il a adressée à MM. les Préfets, en 1873, paraît disposé à venir en aide aux Conseils d'hygiène qui ont à lutter contre des résistances trop persévérantes. Il les invite en effet à lui signaler, chaque année, les affaires en retard, et à lui envoyer des tableaux spéciaux lui indiquant les vœux émis par lui et les mesures prises ou négligées par les autorités compétentes.

Cet envoi est une œuvre de conscience qui s'impose au Conseil d'hygiène de Clermont et qu'il accomplira avec courage et dévouement.

Il peut espérer, du reste, que les administrations départementale et municipale, qui sont composées d'hommes intelligents et instruits, seront les premières à l'engager à poursuivre sans défaillance la tâche qu'il a librement acceptée et que l'intérêt de la ville l'oblige à remplir scrupuleusement.

La conduite à tenir, lorsqu'il s'agit de combattre les épidémies typhoïdes doit varier suivant les causes qui les déterminent.

Eaux contaminées (1). — Lorsque les eaux potables, contaminées par des agents typhoïgènes, ont occasionné une épidémie, si le pays, en dehors de cet empoisonnement organique est parfaitement salubre, la conduite du Conseil d'hygiène est toute tracée, il doit demander qu'on donne à la ville qui a été envahie, des eaux pures et abondantes arrivant par des canaux étanches et reçues dans des réservoirs non moins étanches, ainsi qu'on l'a fait à Vienne en Autriche, en 1879 (2).

Transport par l'air et par les individus. — Mais lorsque les épidémies se développent sous l'influence de conditions atmosphériques générales, quand elles s'étendent sur de grands espaces, quand elles sont dues au transport des bacilles typhiques dans des localités insalubres, ce sont les causes de cette insalubrité qu'il faut rechercher et détruire pour empêcher l'intronisation et la propagation des bacilles dangereux.

Telles sont précisément les conditions dans lesquelles nous nous sommes trouvés à Clermont pendant le second semestre de 1886.

Dans le premier cas, le nombre des typhiques est en raison directe de la contamination des eaux potables ; dans le second cas, il dépend du degré d'insalubrité des milieux dans lesquels vivent les individus ; du degré

(1) Lorsque la contamination des eaux potables a été constatée, l'usage des filtres Chamberlan ou de tout autre filtre aussi efficace est indispensable; quand la pureté de l'eau est soupçonnée, on doit également avoir recours aux mêmes filtres, ainsi que l'a conseillé M. le docteur Chibret en 1886. On ne doit en cesser l'usage que lorsqu'on a constaté que ce liquide ne contient aucune trace de bacille infectieux.

(2) Mosny, l'Eau potable de Vienne et la fièvre typhoïde. *Revue d'hygiène et de police sanitaire*, Paris, 1888, page 18, tome X.

de réceptivité qu'ils présentent. Dans la commune de Clermont-Ferrand, tous les habitants des deux villes, des casernes et du grand Lycée buvaient la même eau. A Montferrand, dont les habitations sont moins nombreuses, dont les rues sont bien alignées et mieux ventilées, on a observé 1 typhique mort sur 1,620 habitants; à Clermont, où la ville est plus grande et plus malsaine, 1 mort sur 932 ou 933 habitants; dans les établissements où l'on couche dans des dortoirs encombrés ou mal aérés, les individus paient à la mort un tribut dix à vingt fois plus considérable que parmi les habitants de Clermont.

Si l'on ajoute à ces causes prédisposantes très actives, des terrains infiltrés de matières fécales déplacés pour creuser des tranchées; de vieux égouts mal irrigués ; des fosses non étanches communiquant avec les cabinets et les éviers par des tuyaux de descente sans soupapes; on aura presque tous les éléments qu'on devra combattre le plus promptement possible pour faire disparaître les causes qui prédisposent à la fièvre typhoïde ; il est bien entendu que l'arrivée du bacille typhique dans ces milieux pleins de dangers est indispensable pour que la fièvre infectieuse se manifeste.

Lycée Blaise-Pascal. — Ses dortoirs encombrés. — Au grand Lycée, il y avait encombrement et l'aération des deux dortoirs géminés était insuffisante, aucun appareil de ventilation efficace n'existait dans ces grandes salles.

Il est urgent de construire dans cet établissement des dortoirs moins larges et moins grands, dans lesquels on renouvellera l'air, la nuit comme le jour, à l'aide de cheminées d'appel surmontées de capotes-girouettes, qui seront disposées de manière à ne pas créer des courants d'air désagréables ou dangereux pour les élèves. Si les Administrations municipale et universitaire n'agrandissent pas leur principal établissement d'instruction, elles compromettront la santé des nombreux élèves qui s'y rendent chaque année.

Ces Administrations devront en outre s'assurer que les lieux d'aisances sont conformes au règlement.

Épidémie dans les casernes. — Les mêmes reproches doivent être adressés aux chambres des casernes; si elles sont moins spacieuses, elles sont tout aussi mal aérées et les appareils qu'on a établis dans quelques-unes devront être remplacés par des appareils plus efficaces; presque partout ils sont insuffisants.

Lorsque l'épidémie de fièvre typhoïde a éclaté dans les casernes, au mois de septembre, et surtout après la recrudescence du 21 novembre, l'Administration militaire a demandé à l'Administration civile de faire, dans la mesure du possible, disparaître les causes qui avaient provoqué et entretenaient cette épidémie. On attribuait à cette époque la maladie régnante aux égouts de l'Hôtel-Dieu qui étaient insalubres et aux eaux potables de la ville qu'on disait être contaminées. Nous reconnaissons que les reproches adressés aux égouts de l'Hôpital sont légitimes, mais il a été reconnu que la contamination des eaux de Clermont par les bacilles typhiques était plus que douteuse et que les casernes et surtout leurs *chambres* sont des centres très actifs de reproduction et de propagation des agents infectieux et notamment du bacille typhique.

D'où il résulte que l'Administration civile aurait à son tour le droit d'inviter l'Administration militaire a rechercher et à faire disparaître les causes d'insalubrité qui peuvent exister dans ses établissements militaires. Elle pourrait attirer son attention sur les questions suivantes : Les réservoirs d'eau potable sont-ils étanches?

Les chambres sont-elles munies d'appareils permettant de renouveler l'air qu'elles renferment pendant le jour comme pendant la nuit?

Ces chambres sont-elles suffisamment spacieuses pour permettre d'y ajouter, sans inconvénient, des réservistes ou des territoriaux, surtout pendant les saisons chaudes ?

Les fosses d'aisances sont-elles étanches? sont-elles munies d'*appareils* empêchant les gaz qui s'y développent de remonter dans les cabinets? Sont-elles munies de tuyaux d'évent convenablement installés? Ne serait-il pas nécessaire d'assainir la cour aux fumiers de la caserne des Paulines?

Il serait bien à désirer que les chambres et les latrines fussent, en ce qui concerne l'hygiène et la salubrité, confiées à la direction et à la surveillance du service de santé militaire.

Dans les casernes, telles que celle des Paulines, dont l'insalubrité était déjà signalée, en 1877, par le médecin principal Barberet, l'emploi des antiseptiques est insuffisant pour détruire les agents infectieux qui sont répandus dans les fentes des planchers, des murailles et des plafonds des chambres.

Pendant l'hiver de 1883-1884 et pendant l'hiver suivant, nous avons fait usage d'antiseptiques très puissants dans les salles de la Maternité (École départementale d'accouchement), afin d'éloigner de ces salles les fièvres puerpérales qui devenaient tous les hivers plus nombreuses. Nous avons échoué. Nous avons ensuite, avec l'autorisation et le concours de M. le Préfet et du Conseil général, fait réparer ces salles complétement, afin d'empêcher, en 1885-1886, le retour des maladies infectieuses, qui avaient déterminé une mortalité considérable l'hiver précédent; nous avons réussi.

Nous engageons l'Administration de la guerre à employer les mêmes moyens dans sa caserne des Paulines.

Fouilles dans des terrains souillés par des infiltrations fécales. — On admet généralement aujourd'hui, que les terrains qui ont reçu des infiltrations venant de fosses d'aisances dans lesquelles on a jeté des matières fécales typhiques ou cholériques pouvaient, quand on les fouille, devenir dangereux dans certaines conditions.

Nous rappellerons, à l'appui de cette opinion, qu'en 1877, des terrains retirés des tranchées destinées à loger les tuyaux des fontaines, ont déterminé une terrible épidémie de fièvres typhoïdes à Clermont ; une épidémie semblable s'est montrée en 1884 à Montbrison, pendant que l'on creusait des égouts. En admettant même que le microbe typhique n'ait pas été fourni par les poussières venant de ces terrains desséchés, il est incontestable qu'ils ont puissamment contribué à créer la réceptivité.

En conséquence, lorsqu'on pratiquera ces opérations sur de grands espaces, on devra, aux époques des chaleurs, surveiller les déblais retirés, et si l'on s'aperçoit qu'ils aient de la tendance à se dessécher, on les arrosera avec des solutions antiseptiques préparées avec le sulfate de fer ou le chlorure de zinc, afin de détruire les bacilles et leurs spores ; si les antiseptiques manquaient, les arrosages seraient encore utiles, car on sait que les micro-organismes n'arrivent ordinairement jusqu'à l'homme, que lorsqu'ils sont desséchés et mêlés aux poussières de l'atmosphère.

Les eaux potables doivent être pures et abondantes. — Quoique les eaux potables de Clermont aient été très probablement étrangères à la production de l'épidémie typhoïde de 1886, le Conseil demande que les diverses sources appartenant à cette ville ne soient acceptées et reçues dans la canalisation nouvelle, que lorsqu'elles auront été mises à l'abri de toute espèce de souillure.

Lorsque Clermont possédera ce puissant moyen d'assainissement, il pourra, après avoir satisfait aux exigences des divers services, arroser convenablement ses rues, irriguer largement ses égouts et alimenter des lavoirs publics, qui devront remplacer ceux qui sont établis le long des bords de ses ruisseaux infects et souillés par des matières excrémentitielles.

Ces heureux résultats réalisés, nous aurons l'espérance de voir diminuer parmi nous les proportions des décès.

Telle est la conviction des membres du Conseil, telle est aussi l'opinion de M. le docteur Rochard, qui, dans le beau discours qu'il a prononcé à Toulouse le 22 décembre 1887, sur le progrès de l'hygiène publique, fait remarquer que « si la mortalité de quelques-unes des nations du nord est moindre que la nôtre, cela tient à ce qu'elles poussent plus loin que nous le culte de la propreté (1). »

Vieux égouts encombrés et mal irrigués. — Les principaux égouts anciens de Clermont sont encombrés de matières fécales et en très mauvais état, il serait à désirer qu'on les fasse nettoyer et réparer. Mais il serait non moins urgent de faire fermer tous les tuyaux de descente qui viennent des cabinets des maisons sous lesquelles passent ces canaux. On exigera en même temps que les propriétaires dépossédés fassent construire des fosses d'aisances réglementaires ou placer des tinettes convenablement organisées. Les puits perdus, les citernes qui reçoivent les matières déversées dans les cabinets d'aisances, seront comblés, et les maisons qui les utilisaient seront soumises aux règles prescrites par les arrêtés de juillet 1884 et de mars 1887.

Ruisseaux insalubres de Clermont-Ferrand. — L'insalubrité des ruisseaux de Clermont n'est pas douteuse, leurs eaux se mêlent encore aujourd'hui aux vidanges d'un certain nombre de maisons; en outre, ils reçoivent les liquides des anciens égouts, qui tous contiennent des urines et des matières fécales.

Nous ne pouvons nous dispenser d'examiner ici le rôle qu'ils ont joué pendant la dernière épidémie de 1886.

Nous n'avons point observé le long de leurs rives des quantités exceptionnelles de typhiques, et les laveuses

---

(1) Congrès de l'Association pour l'avancement des sciences, à Toulouse, en 1887, page 165.

n'ont pas été signalées comme ayant eu plus de malades
que les autres ouvrières.

Mais, en 1849, presque tous les cholériques habitaient
sur leurs bords ou dans leur voisinage.

N'oublions pas que pendant les saisons chaudes, époque
où ils sont presque à sec, ils répandent une odeur fétide
et répugnante.

On devra amoindrir ces inconvénients en appliquant en
temps opportun l'arrêté municipal des 20 et 21 juillet
1881, qui limite la quantité d'eau que peuvent prendre
les jardiniers dans le lit du ruisseau des Tanneurs pour
leurs arrosements journaliers (petite branche de la Tiretaine).

Ce dernier ruisseau, qui est le plus insalubre et le plus
infect des cours d'eau de Clermont, est soustrait, sur
divers points, à l'inspection de la police par des voûtes et
des maisons ; on devrait, après rectification de son cours,
le canaliser ; ses à-côtés et sa paroi inférieure devraient
être en béton cimenté ; il devrait être partout à découvert
et l'on s'opposerait à ce qu'on déverse des excréments
dans son nouveau lit, conformément aux prescriptions de
l'arrêté municipal des 2 et 4 juillet 1884.

Examinons maintenant quelles améliorations nous avons
à réclamer à nos grandes Administrations, et notamment
à notre Administration hospitalière.

**Égouts, fosses d'aisances de l'Hôtel-Dieu. Emploi de
l'engrais humain.** — A l'Hôtel-Dieu, depuis bien des
siècles, au lieu d'entourer les malades des conditions les
plus favorables à leur guérison, au lieu de protéger les
opérés et les femmes en couche contre les causes qui favorisent l'apparition des fièvres infectieuses, des septi-
cémies, des fièvres purulentes, des érysipèles, des fièvres
puerpérales et typhoïdes, des dysenteries, etc.. ; au lieu
de prendre des précautions minutieuses pour empêcher
les matières fécales des individus atteints des affections
ci-dessus indiquées, de fournir des germes contagieux aux

malades, on autorise les jardiniers de l'hôpital à prendre, dans la grande fosse à vidanges, l'engrais humain dont ils se servent pour féconder les terrains consacrés à la culture des légumes que doivent manger les employés, les religieuses, les infirmiers et les convalescents.

Lorsque viennent les chaleurs de l'été, des poussières se forment à la surface des terres ainsi fumées, et ces poussières mêlées de spores et de bacilles divers sont poussées par les vents du sud jusque dans les salles de l'Hôtel-Dieu.

En outre, les fosses ne sont pas étanches, elles laissent couler dans les égouts nombreux qui existent dans les cours et sous les bâtiments, leurs matières excrémentitielles liquides.

Les égouts eux-mêmes communiquent avec les éviers et les cabinets d'aisances; ils ne sont isolés des cabinets que par des cuvettes à bascule dont les effets sont intermittents et par conséquent insuffisants, encore n'existent-elles pas partout.

Nous devons, à cette occasion, rappeler les observations recueillies dans notre ville et qui tendent à démontrer que les vapeurs et les gaz qui partent des foyers fécaloïdes, égouts ou fosses d'aisances non étanches, peuvent engendrer des fièvres typhoïdes ou d'autres maladies infectieuses.

En 1882, quatre femmes ou filles enceintes reçues dans la salle d'accouchement de l'Hôtel-Dieu, du 15 au 20 mai, sont accouchées du 13 au 29 juin, trois sont mortes de maladies puerpérales.

Un égout stercoral qui passe dans la cour, s'était effondré devant l'une des croisées de ladite salle, et répandait une odeur infecte. On avait en outre creusé un fossé pour loger des tuyaux dans le passage qui conduit du jardin à la même salle. Le décès des trois femmes mortes a été attribué à l'influence pernicieuse de cet effondrement et à celle des terrains remués dans le passage.

En outre, avant l'épidémie, on employait l'acide sali-
cylique en solution aqueuse comme antiseptique, il fut
remplacé par la solution d'acide phénique, on combla les
fossés, on répara l'égout effondré, et l'épidémie cessa immédiatement.

Ces observations ont été insérées dans le *Bulletin de
l'Académie de médecine* de l'année suivante.

Nous rapprocherons aussi de ces observations celles que
nous avons recueillies dans une maison du cours Sablon,
où des fosses d'aisances, non étanches, communiquaient
par leurs tuyaux de descente avec les éviers.

Cinq fois, en dix ans, on a traité, dans cette maison, des
typhiques, et pendant l'épidémie de 1886 cinq personnes
y ont été affectées de fièvre typhoïde : un jeune homme,
deux demoiselles et deux domestiques; l'une des deux
demoiselles est morte.

D'autre part les malades affectés de fièvres infectieuses
ou contagieuses, ne sont pas isolés des autres fiévreux et
des opérés. Ceux qui sont atteints de varioles sont, il est
vrai, placés dans des salles spéciales, mais comme ces dernières pièces sont au centre du bâtiment, à côté des autres
salles de médecine, cette séparation est presqu'illusoire.

Disons encore que le service des accouchements est in-
complet et dans des conditions déplorables au point de
vue de la salubrité : Les salles sont humides; les femmes
et les filles enceintes sont réunies dans le même local avec
les personnes accouchées et avec celles qui sont affectées
de maladies puerpérales.

L'Administration hospitalière actuelle, très désireuse
d'améliorer le sort des malades confiés à sa surveillance,
comprendra, nous le croyons, toute l'importance des cri-
tiques qui lui sont adressées, et elle ordonnera les cons-
tructions et travaux nécessaires pour les faire cesser.

Voici en ce qui concerne les égouts et les fosses d'aisances et la fumure des légumes, le résumé des mesures
qui ont été proposées par MM. Daléchamps et Nivet, et

qui ont été approuvées par le Conseil d'hygiène et de salubrité publiques de Clermont, dans sa séance du 4 novembre 1887 :

1° Les cabinets devront être tenus proprement et souvent lavés, toutes les ouvertures des sièges ou des pierres percées qui les remplacent seront munies de soupapes à effet d'eau ou de soupapes à bascule ;

2° Tous les tuyaux de descente, qu'ils viennent des cabinets d'aisances, des éviers, des cuisines ou des salles, devront, s'ils s'ouvrent dans des égouts stercoraux ou des fosses, être munis, à leur partie inférieure, de soupapes hydrauliques automatiques (1); un tampon placé près de cette soupape permettra de rétablir le cours des matières, si les tuyaux viennent à s'engorger.

Les tuyaux venant des toits et destinés aux eaux pluviales, pourront s'ouvrir directement dans les égouts stercoraux, ils serviront de tuyaux d'évent, mais ils devront être soudés dans toute leur étendue, et ne devront présenter aucune ouverture dans leur continuité ; toutefois ils auront l'inconvénient d'introduire une grande quantité d'eau dans les égouts quand les pluies seront abondantes.

La grande fosse à vidanges du jardin sera comblée (2), elle sera remplacée par deux grandes fosses géminées qui seront creusées près du mur du boulevard de Gergovia ; dans ces conditions, elles pourront être vidangées à meilleur marché.

Ces fosses seront étanches et régulières, leur paroi inférieure sera en fond de cuvette, elles seront munies d'un tuyau de descente avec syphon Doulton, d'un tuyau à vidange, d'un tuyau d'évent et d'une ouverture pour compléter le nettoyage.

---

(1) On pourra employer le syphon Doulton ou tout autre appareil équivalent, à la condition qu'il aura été accepté par l'Administration municipale.

(2) Si l'Administration tient à la conserver, elle devra en faire la demande à la Mairie, qui lui indiquera les modifications qu'elle devra subir.

Le tampon de cette ouverture sera soumis à la formalité du cachet.

L'emploi de l'engrais humain sera interdit dans toute l'étendue de l'enclos de l'Hôtel-Dieu.

Il sera également défendu dans les jardins de l'Hôpital général.

Tous les égouts stercoraux aboutiront à des fosses bien closes; aucun ne devra déverser les matières qu'il contient dans le canal qui conduit une partie des liquides de l'Hôtel-Dieu dans les jardins et le ruisseau de Rabanesse.

Toutes les fosses de l'Hôtel-Dieu et de l'Hôpital général seront rendues étanches et rempliront les conditions exigées par l'arrêté municipal des 29 mars et 19 avril 1887.

Fosses et cabinets d'aisances faisant partie des bâtiments qui appartiennent à la commune de Clermont et au département du Puy-de-Dôme. — Les Administrations départementale et municipale auront aussi de nombreuses réformes à introduire dans les cabinets et les fosses d'aisances qui leur appartiennent.

A la Préfecture, les matières fécales des cabinets de maître et des cabinets des employés s'écoulent dans un ancien égout qui communique avec l'égout nouveau du boulevard Desaix. Il est convenablement irrigué, mais, contrairement à l'arrêté de 1886, il reçoit des matières fécales qui ne devraient pas pénétrer dans sa cavité.

Les cabinets destinés aux employés des bureaux sont en mauvais état, et répandent une odeur ammoniacale désagréable.

Dans les bâtiments du Télégraphe et dans la Prison, ce sont de vieilles caves non étanches qui servent de réservoir aux vidanges. Les liquides qu'elles renferment envoient des suintements dans les caves des bâtiments voisins. La fosse du corps de garde est en mauvais état. Les fosses des autres établissements ne sont pas irréprochables.

Dans les bâtiments municipaux, la fosse de la Mairie

est convenablement construite; les autres ne remplissent point les conditions exigées par les arrêtés municipaux.

Nous signalerons notamment les fosses de l'enclos Taillardat, qui exigent d'importantes améliorations; celles de la Halle aux Toiles, qui sont insuffisantes et ne sont pas conformes aux règlements; les cabinets du Poids de Ville, dont les matières descendent directement dans un vieil égout. Les fosses du Jardin des Plantes qui sont sous les ponts des portes du sud-ouest et du nord ne sont pas étanches; les cabinets qui sont sous le pont du sud-ouest répandent une odeur ammoniacale infecte.

On a ajouté au petit bâtiment qui est près de l'extrémité sud du lac, un *urinoir* dont le tuyau de décharge aboutit, dit-on, au lac (1). Il est à désirer qu'on s'assure de ce fait et qu'on fasse cesser cet abus grave, s'il existe.

L'Administration municipale devra faire visiter minutieusement non-seulement les fosses et les cabinets d'aisances des écoles communales, mais encore celles des lycées, des écoles normales, des séminaires, des pensions et des écoles libres. On comprend en effet que dans des bâtiments fréquentés par un grand nombre d'élèves, un seul individu atteint d'une maladie infectieuse ou contagieuse pourrait, si les cabinets et les fosses n'étaient pas convenablement construits, contaminer une grande partie de l'école ou de la pension.

Le Conseil d'hygiène et de salubrité publiques n'a qu'un seul vœu à émettre. Il demande que les administrations départementale et municipale donnent à tous l'exemple de la soumission aux lois et aux règlements et qu'elles fassent modifier et réparer leurs cabinets et leurs fosses d'aisances de manière à les rendre conformes aux prescriptions des arrêtés des 2 et 4 juillet 1884 et des 29 mars et 19 avril 1887.

_____

(1) On s'occupe en ce moment de reconstruire cet urinoir ; la fosse est-elle étanche?

Ruelles latrinaires, cabinets d'aisances, ruisseaux de Montferrand. — Cette ville est bâtie sur une colline calcaire, ses rues sont bien alignées et mieux ventilées que celles de Clermont, mais, comme dans cette dernière ville, on y trouve des maisons sans fosses d'aisances, des cabinets dont les matières fécales se rendent dans les ruisseaux.

Ces cours d'eau sont formés par la bifurcation du grand bief de la Tiretaine.

Avant de se diviser, ce dernier cours d'eau s'est mêlé en traversant Clermont aux eaux de savon de nombreux lavoirs, aux liquides chargés d'immondices de trois égouts stercoraux.

Avant d'entrer à Montferrand, il a reçu les eaux de lavage de l'abattoir.

Il existe en outre, dans plusieurs quartiers de Montferrand, des ruelles étroites parmi lesquelles vingt au moins reçoivent les eaux ménagères, les urines et les matières fécales des maisons voisines. On peut, comme à Montbrison, les nommer ruelles latrinaires. Lorsque le temps est sec, elles fournissent peu de liquides, mais lorsque tombent des pluies abondantes, elles délayent et entraînent les immondices amoncelés dans ces ruelles. Les liquides qui en sortent coulent dans les rues, dont les pentes assez fortes les conduisent rapidement dans le ruisseau qui est au-dessous; malheureusement elles répandent des odeurs infectes et peut-être des miasmes dangereux.

Ces ruelles et les liquides qui en sortent n'ont pas exercé une action bien manifeste sur l'épidémie typhoïde de 1886. Dans huit rues recevant les liquides qui en sortent on a observé en tout huit typhiques, pendant que, autour des casernes, dans l'avenue de la République et dans la grande rue de la Fontaine, qui n'ont pas de ruelles latrinaires, on en a signalé seize.

Il est à désirer néanmoins qu'on oblige les propriétaires de maisons qui déversent leurs immondices dans ces ruel-

les, à se procurer des tinettes ou à faire bâtir des fosses
étanches. On pourra alors faire murer les ouvertures des
tuyaux par lesquels les matières fécales et les urines
passent des cabinets d'aisances directement dans les
ruelles.

**Contamination du sol de Clermont, ses causes. —
Lois et règlements concernant la police sanitaire. —**
Le sol de Clermont est souillé depuis bien des siècles,
profondément, par des fosses non étanches; superficielle-
ment, par le déversement dans un grand nombre de rues
des urines et des matières fécales des maisons où les
latrines manquent.

On appliquait rarement, autrefois, l'arrêté municipal
qui donnait au Maire le droit d'exiger la présence de
fosses d'aisances dans les maisons nouvellement bâties.

En 1882, le docteur Nivet, dans son Rapport sur l'engrais humain, les égouts et les fosses d'aisances, consta-
tait que le nombre des maisons de la ville était, à cette
époque, de 3,355 (1).

Le nombre des fosses vidangées, de 1863 à 1878, avait
été de 1,200 ; parmi ces fosses, une centaine tout au plus
étaient passablement construites ; dans 2,155 maisons, les
fosses n'existaient point, ou bien elles n'étaient pas
étanches.

C'est encore en 1882 que la législation et la jurispru-
dence relatives aux cabinets et aux fosses d'aisances et
aux droits de l'Administration municipale ont été exposés
dans le même ouvrage.

En 1884, M. Blatin, maire de Clermont, après avoir
visé la loi du 5 avril 1884, s'appuyant sur la crainte que
l'on éprouvait alors de voir arriver une épidémie grave,
signa un arrêté dans lequel furent ordonnées les mesures
suivantes :

(1) Le recensement de 1886 a porté le nombre des maisons de Clermont à 3,563, et
on en construit tous les jours.

1° Les dépôts de fumiers et d'immondices, les cloaques, citernes et autres foyers d'infection seront supprimés dans les 48 heures et leur emplacement désinfecté ;

2° Il est interdit de jeter sur la voie publique et dans les ruisseaux, des eaux sales, insalubres, ou autres matières capables de dégager des émanations nuisibles ;

3° Toutes les maisons auront des fosses d'aisances étanches ou des tinettes ; les tuyaux de descente seront munis d'obturateurs hydrauliques ;

4° Il est interdit aux propriétaires riverains des ruisseaux de Clermont (branches de la Tiretaine), soit de jeter des matières fécales, des eaux vannes et ménagères, soit d'y établir des barrages, même mobiles. Les propriétaires dont les latrines se déversent dans ces ruisseaux sont tenus de les détruire, etc.

Ces prescriptions étaient applicables aussitôt après la publication de l'arrêté. Cet arrêté fut signé le 2 juillet par le Maire et approuvé par M. le Préfet le 4 juillet 1884 (1).

A la suite de cet arrêté, M. Blatin enjoignit à la police de rechercher et de signaler les maisons qui n'étaient pas dans les conditions prévues par la décision précédente.

M. le Maire ordonna ensuite à tous les propriétaires des habitations signalées de faire construire des fosses étanches. Il a déclaré, en quittant la Mairie, qu'il avait obtenu la construction de 400 fosses.

La surveillance des fosses d'aisances est confiée aux ingénieurs de la voirie. — Le 20 novembre 1886, pendant la durée de l'épidémie de fièvres typhoïdes, le Conseil d'hygiène et de salubrité publiques de Clermont décida, sur la proposition de son vice-président, qu'il inviterait M. le Maire à confier aux ingénieurs et employés

(1) Voir le *Compte-rendu des travaux des Conseils d'hygiène et de salubrité publiques* de l'année 1884, pages 71 et suivantes.

de la voirie la surveillance des fosses et des cabinets d'aisances. M. le Maire voulut bien donner satisfaction au vœu du Conseil. L'ingénieur en chef de ce service ne tarda pas à présenter à qui de droit l'arrêté municipal, qui fut signé par M. le maire Saint-Rame le 29 mars et approuvé par M. le Préfet le 19 avril 1887.

Cet arrêté réglementait la construction et les réparations des cabinets et des fosses d'aisances; l'établissement des tuyaux de chute, dont la partie inférieure doit être munie d'un obturateur automatique; des tuyaux d'évent, des tubes d'extraction et des ouvertures de nettoyage ; il s'occupait des autorisations relatives aux vidanges et des permissions de refermer les fosses après vérification ; des réparations à faire dans les fosses non étanches, irrégulièrement construites ou ne présentant pas les appareils ou tuyaux exigés; il traitait de tout ce qui touche aux tinettes ou fosses mobiles et aux règlements concernant l'enlèvement et le transport des vidanges.

Il indiquait les règles à suivre pour obtenir l'abandon des fosses et des cabinets d'aisances qui s'ouvrent dans des citernes, des puits perdus, des ruisseaux ou des égouts.

Depuis la nouvelle organisation du service des fosses d'aisances, qui a commencé à fonctionner le 29 mars 1887, sous la direction de M. Daléchamps, des améliorations très notables ont été obtenues. En voici l'indication :

1° Fosses d'aisances rendues étanches......... 316

2° Fosses douteuses et qui seront visitées minutieusement à l'époque d'une nouvelle vidange..... 195

3° Fosses en réparation ou pour lesquelles les propriétaires ont reçu notification de faire vidanger et réparer.................................... 244

Total au 14 mars 1888............. 755

C'est un beau résultat sans doute et c'est bien peu cependant si l'on songe au nombre des maisons de Clermont qui n'ont pas de fosses ou qui ont des réservoirs à vidange qui ne sont pas dans des conditions réglementaires (1).

Si l'Administration parvient, à force de surveillance et de fermeté, à obtenir des fosses étanches munies de tous les tuyaux et appareils exigés par l'arrêté municipal de 1887, elle améliorera beaucoup l'état sanitaire de Clermont et diminuera la mortalité parmi ses habitants.

Dans la séance de la Société française d'hygiène du 10 février 1888 (2), M. Cacheux disait qu'en Autriche on a constaté que la mortalité avait diminué dans certaines villes où la construction des fosses étanches avait été imposée; mais il y a lieu de remarquer que les règlements de police sanitaire dans ce pays-là, sont très-sévères ; on vide les fosses souvent.

M. Marié-Davy est d'avis que le système des fosses mobiles est préférable.

Nous croyons que l'un et l'autre système sont excellents, à condition que l'étanchéité sera complète et l'aération des fosses et des tinettes convenablement établie.

Il n'y a pas lieu d'insister sur le tout à l'égout proposé par quelques personnes ; cette question a été précédemment examinée par le Rapporteur. Nous ferons seulement remarquer que les ruisseaux de Clermont sont trop peu importants et déjà trop infects pour qu'on puisse y envoyer toutes les vidanges de la ville.

Nous ne parlerons pas du transport des vidanges hors de Clermont; le règlement de 1887 traite cette question avec beaucoup de détails, mais nous exprimerons le désir que les tarifs concernant ce transport soient réglés d'un commun accord entre le Maire et l'Administration des vidan-

---

(1) Les améliorations ont continué depuis ; le 1ᵉʳ juillet 1888 on comptait : fosses rendues étanches 440, fosses douteuses 215, fosses en réparation 259, fosses vidées 914. (Daléchamps.)

(2) *Journal d'hygiène* du 8 mars 1888, page 117.

ges, afin que les particuliers ne soient pas abandonnés aux caprices de l'entrepreneur.

Adduction de nouvelles eaux à Clermont. — On travaille activement aujourd'hui à rechercher, à capter et à conduire dans les réservoirs des Roches et de là à Clermont les eaux abondantes qui jaillissent sur le territoire de Bonnefont et qui ont été achetées à la famille de Marpon (1). La plus grande partie de la conduite, qui est en fonte, est déjà posée; on a également mis en place la nouvelle conduite des sources de Royat. Elle est placée à côté de celle des eaux de Marpon et suit le même trajet; elle est destinée aux anciennes eaux potables qui viennent de Royat. Elle aboutit également au réservoir des Roches. Elle recevra certainement les sources de la grotte des eaux de Clermont dont la pureté nous paraît incontestable.

Quant à la source peu abondante du regard épuratoire, comme il est à craindre qu'elle ne soit mêlée à des infiltrations de purin, il y a lieu de demander qu'elle ne soit pas admise dans la nouvelle conduite des eaux de Clermont.

Les deux sources du regard du Gros-Bouillon qui fournissent environ cinq litres d'eau par seconde, ne sont pas complètement étanches.

Pendant les expériences qui ont été faites sur la demande du vice-président du Conseil d'hygiène de Clermont, sous la direction des ingénieurs Daléchamps et Chaigneau, les 21 novembre et 1er décembre 1887, il a été reconnu que des infiltrations fournies par le bief des moulins pénétraient par des fissures très étroites dans le

(1) La commune de Clermont a été autorisée à acheter les sources Marpon par un arrêté de M. le Préfet, en date du 10 janvier 1883.
L'acte d'acquisition a été reçu par M⁰ Clergé, notaire; il porte la date du 30 janvier 1883. La superficie de la prairie achetée est de 75 ares 23 centiares; la vente comprend les sources d'eaux vives qui jaillissent à l'extrémité Est de cette parcelle de terrain.
On estimait, à l'époque de la vente, que les sources pouvaient fournir 360 litres d'eau à la minute. Cette acquisition a été faite moyennant la somme de trente mille francs.

regard du Gros-Bouillon. Ces infiltrations représentaient à peu près le 1/5 du volume des deux sources.

Si à l'aide de travaux de captage faits avec beaucoup de soin, on ne parvient pas à rendre le bief étanche, et à empêcher ses eaux de se mêler à celles des sources du Gros-Bouillon, le Conseil d'hygiène devra insister pour que l'eau de ces dernières sources soit exclue de l'alimentation de Clermont.

Service de surveillance des fosses et des cabinets d'aisances. — Le Conseil d'hygiène de Clermont, dans sa séance du 4 novembre 1887, a voté sur la proposition de son vice-président, des remerciements à M. le Maire de Clermont qui a bien voulu donner satisfaction aux vœux du Conseil.

Nous trouvons, dans la lettre qui a été adressée à M. Saint-Rame, à cette occasion, les phrases suivantes :

« Si ce nouveau service de surveillance continue de fonctionner régulièrement pendant un grand nombre d'années, il améliorera considérablement les conditions hygiéniques au milieu desquelles vivent les habitants de Clermont.

» Il est très à souhaiter que l'Administration municipale donne à l'organisation nouvelle un caractère de permanence nécessaire, en comprenant les dépenses qu'elle occasionne dans le budget des dépenses ordinaires. »

Il est bien à désirer aussi que conformément à un autre vœu du Conseil d'hygiène, on fasse prochainement l'inventaire de toutes les maisons qui ont des fosses d'aisances réglementaires et de celles qui n'en ont pas. Nous recommandons spécialement les réservoirs à vidanges des collèges, pensions, écoles publiques et privées.

On devrait en même temps signaler les maisons dont les lieux d'aisances ne se trouvent pas dans les conditions prévues par l'article 19 de l'arrêté de mars 1887.

Ce serait un moyen d'arriver plus promptement à la

solution de ce grand problème que nous tenons à résoudre : l'assainissement du sol.

Dépenses sanitaires. Nécessité de les voter. — Nous n'insisterons pas davantage sur ces mesures réglementaires dont le but est d'éloigner de nous des épidémies effrayantes dont nous avons été, il y a moins de quinze mois, les victimes. Une partie de nos administrateurs étaient au milieu de nous pendant ces jours pleins de deuils et de larmes, où nous voyions succomber tous les jours des jeunes gens d'avenir, des soldats pleins de vigueur, des jeunes mères et des jeunes filles remplies d'espérances, que les soins les plus dévoués des médecins n'ont pu sauver.

En présence de ces deuils si nombreux, tout le monde pensera qu'il est urgent d'entrer dans une voie nouvelle, celle de la prophylaxie. C'est à l'hygiène que nous devons demander les moyens de nous sauvegarder contre ces terribles fléaux. Ces moyens, tous les hygiénistes les approuvent et l'expérience leur a donné sa sanction. Tels sont l'adduction d'une grande quantité d'eaux pures et limpides; la propreté, l'amélioration du sous-sol par les égouts et les fosses étanches, l'éloignement ou l'assainissement de tous les foyers contenant des matières organiques en putréfaction et la canalisation des ruisseaux, etc...

Dans les établissements où les soldats, les jeunes gens et les enfants sont réunis en grand nombre, il faut que les dortoirs et les chambres ne reçoivent pas un trop grand nombre d'individus; il faut que des appareils d'aération convenables y entretiennent, jour et nuit, le renouvellement de l'air, surtout pendant les saisons chaudes (1).

Le travail long et dispendieux que nécessitent les améliorations réclamées par le Conseil d'hygiène ne devra pas

(1) Quant aux mesures hygiéniques à imposer dans les maisons où existent des typhiques, et aux antiseptiques à appliquer à ces derniers, on les trouvera indiqués dans l'article Fièvre typhoïde de M. Jules Arnould, qui fait partie du tome dix-huitième du *Dictionnaire des Sciences médicales*, pages 56 et suivantes.

arrêter nos administrateurs; ils conserveront, nous n'en doutons pas, jusqu'au bout, la ferme volonté d'accomplir leur tâche, s'ils veulent bien se souvenir des mauvais jours que nous avons traversés à la fin de l'année 1886. Ils n'hésiteront pas non plus à voter les dépenses nécessaires pour faire disparaître les causes d'insalubrité, quand ils songeront qu'elles auront pour résultat d'économiser la vie des hommes. Et comme les épidémies typhoïdes, qui sont toujours aggravées par les causes d'insalubrité, s'attaquent principalement à la partie jeune de la population, ces économies porteront sur les forces vives de la nation. Nous croyons que toutes les autres dépenses doivent céder le pas à celles que nous réclamons.

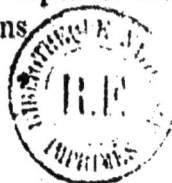

ROYAT - VILLAGE

Canalisation des Eaux de Clermont

Echelle de 0,0005 p. M.

Place
de la Mairie

Fontaine

Avenue du Puy de Dôme

Gde Rue de Royat

Corderoy

Place St Martin

Rue du Montein

Boulevard Bazin

la Madeleine

Champ de

LÉGENDE

Ancienne canalisation des Eaux de Clermont ....

Nouvelle canalisation ━━━━━ ⚓ Aqueduc et Tunnel ━ ━ ━

A   Grand lavoir
B   Grille du bief
C   Regard du Grosbouillon
D   Grotte du lavoir
E   Source du Tunnel
F   Cour à fumier
G   Regard épuratoire
H   Grotte des Sources de Clermont
J   Malades de Royat-Village

ÉPIDÉMIE DE CLERMONT DE 1886.

TABLEAU STATISTIQUE DES FIÈVRES TYPHOÏDES
DE LA GARNISON

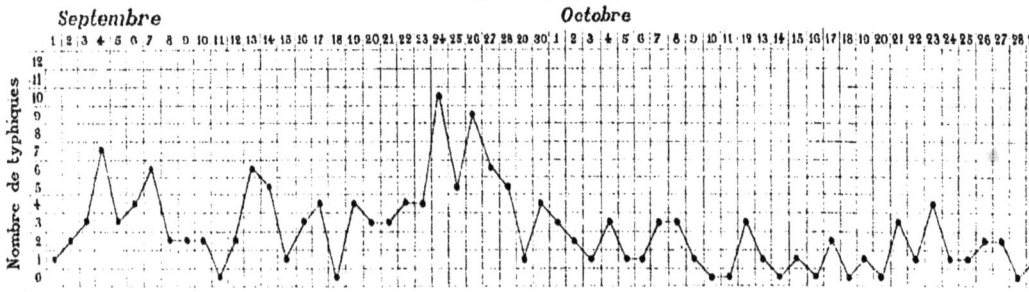

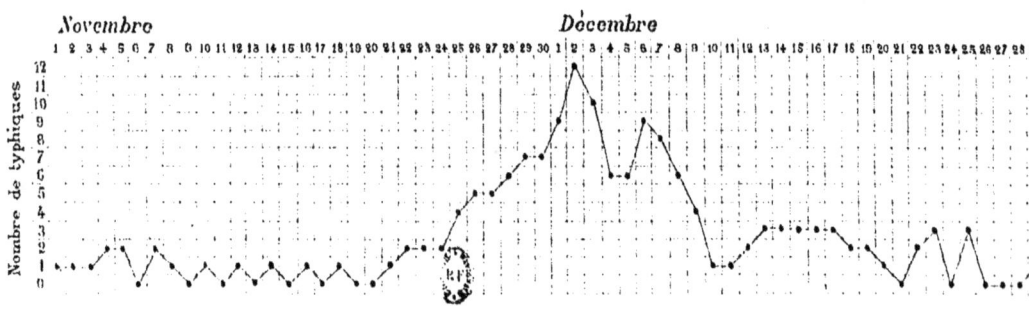

DOCUMENTS ANNEXES

I.

Note statistique sur la fréquence de la fièvre typhoïde dans la garnison de Clermont (1).

Les renseignements que nous possédons sur la fréquence de la fièvre typhoïde à Clermont sont très incomplets, ils se bornent à ceux qui ont été communiqués au Conseil d'hygiène et de salubrité publiques par le docteur Barberet, médecin principal de l'Hôpital militaire (Hôtel-Dieu). Ils comprennent sept années : de 1875 à 1881.

Pendant cette période septennale, on a observé, tous les ans, des fièvres typhoïdes plus ou moins nombreuses dans la garnison de Clermont et souvent aussi dans la ville. D'où il résulte que la fièvre typhoïde est endémique à Clermont. On l'observe surtout au mois d'août et pendant les mois d'automne.

A la fin de l'année 1874, les épidémies de rougeole, d'érysipèle et de fièvre typhoïde qui existaient dans la garnison pendant l'automne, cédèrent brusquement la place aux maladies hivernales, cependant il restait encore une fièvre typhoïde au mois de décembre dans les salles militaires.

En 1875, ces fièvres reparaissent de nouveau pendant les mois de mars, d'avril et de mai ; elles cessent en juin pour

(1) Communications du docteur Barberet, médecin principal de l'Hôpital militaire (Hôtel-Dieu). Voir les *Comptes-rendus des travaux du Conseil d'hygiène et de salubrité publiques du Puy-de-Dôme* de 1875 à 1881. Après la mise à la retraite du docteur Barberet, ces communications n'ont plus été faites jusqu'en 1886.

revenir un peu plus nombreuses en juillet et se maintenir jusqu'à la fin de décembre.

Cinq militaires atteints de fièvre typhoïde restaient encore dans les salles de l'Hôtel-Dieu à la fin de l'année. Le total de ces malades a été de 45 dont 7 sont morts.

En 1876, la petite épidémie qui s'est montrée pendant le second semestre de 1875 a continué jusqu'en mai 1876. En juin, juillet, août, octobre et novembre, un seul malade de cette affection chaque mois; augmentation sensible en septembre et en décembre; 29 guéris, 6 morts.

En 1877, on constate en janvier la présence de 4 typhiques à l'Hôtel-Dieu.

Les mois suivants il en entre d'autres à l'hôpital. Au mois d'avril, épidémie dans le camp des baraques établi à côté de la caserne de Desaix. De nombreux malades atteints de fièvre typhoïde arrivent dans les salles militaires; le chiffre total pour les mois d'avril et de mai a été de 61, dont 9 sont morts.

La maladie est survenue sous l'influence de causes locales, elle a cessé par le déplacement des militaires logés dans les baraques.

Point de typhiques pendant le mois de juin, un seul en juillet, 15 en août, 196 en septembre, 18 en octobre, 2 en décembre. C'est la deuxième épidémie dont nous raconterons l'histoire un peu plus loin.

En 1878, un ou deux typhiques en janvier, en mars, en avril et en juin. Les mois suivants, la série n'est plus interrompue. Le mois de novembre fournit le chiffre le plus élevé, 42. Pour l'année entière, 79 typhiques, dont 15 morts.

En 1879, les cinq premiers mois donnent peu de fiévreux. La série commence en juin pour augmenter pendant les mois suivants jusqu'en octobre. Une entrée en octobre, point en décembre.

En tout 46 typhiques dont 7 morts.

En 1880, point de typhiques en janvier et février, cinq

pendant les mois de mars et d'avril, point en mai, juin et juillet, quelques-uns en automne. En tout, 15, dont 6 morts.

En 1881, pendant le mois de janvier, point de fièvre typhoïde, mais cette maladie s'est montrée pendant tous les autres mois. En tout 41, dont 6 morts.

Voici du reste le tableau statistique des fièvres typhoïdes entrées à l'Hôtel-Dieu pendant les années de 1875 à 1881 :

Fièvres typhoïdes.	Janvier.	Février.	Mars.	Avril.	Mai.	Juin.	Juillet.	Août.	Septembre.	Octobre.	Novembre.	Décembre.	Total.	Guéris, Convalescents.	Morts.	A l'Hôtel-Dieu.
Années 1875.	0	0	3	2	1	0	6	6	5	13	5	4	45	33	7	5
1876.	3	10	5	4	2	1	1	1	5	1	1	5	39	29	6	4
1877.	4	4	3	54	7	0	1	15	196	18	0	2	304	262	36	6
1878.	2	0	2	1	0	1	3	12	11	1	42	1	79	54	15	10
1879.	4	0	0	2	0	1	2	10	16	8	1	0	44	36	7	1
1880.	0	0	2	3	0	0	0	2	2	5	1	0	15	9	6	0
1881.	0	1	3	4	2	2	9	6	5	3	4	2	41	35	6	0
	13	15	18	70	12	5	22	42	240	49	54	17	567	458	83	26

Il résulte de l'examen de ces notes et du tableau statistique ci-dessus, que tous les ans on observe dans les casernes de Clermont un nombre plus ou moins grand de fièvres typhoïdes. Que les mois où ces maladies sont les plus rares, sont ceux de juin et mai, viennent ensuite ceux de janvier, de février, de décembre, de mars et de juillet. Ceux qui fournissent le plus grand nombre de typhiques sont ceux de septembre, qui est hors ligne, viennent après les mois de novembre, octobre et août.

La ville présente aussi tous les ans des typhiques, mais ils sont beaucoup moins nombreux que dans la garnison.

Nous le répétons, les faits qui précèdent nous autorisent à affirmer que la fièvre typhoïde est endémique dans la ville de Clermont et dans ses casernes.

II.

Notice sur les épidémies de fièvres typhoïdes qui ont régné à Clermont en 1877.

Deux épidémies distinctes se sont manifestées à Clermont pendant l'année 1877.

La première, peu importante, correspond aux cinq premiers mois de l'année.

La seconde a commencé à la fin de juillet, elle a acquis son maximum d'intensité au mois de septembre et s'est terminée à la fin d'octobre.

Première épidémie typhoïde. — Pendant toute l'année 1876, on a observé dans les casernes un petit nombre de typhiques, il en restait 4 dans les salles militaires de l'Hôtel-Ⅰ ... a, le 31 décembre.

Des fièvres typhoïdes nouvelles ont été observées dès le commencement de 1887 : 4 en janvier, 4 en février, 3 en mars, 54 en avril et 7 en mai, en tout 72.

Le nombre des typhiques des mois d'avril et de mai a été de 61, dont 25 appartiennent au 86e régiment de ligne, 22 au bataillon de chasseurs, 10 au 36e d'artillerie, 4 au 16e d'artillerie.

Parmi les fièvres dont étaient atteints ces militaires, 20 étaient graves, 41 de gravité moyenne. Le nombre des décès a été de 9 (1).

Examinons dans quelles conditions hygiéniques se trouvaient placés les soldats qui ont été atteints de fièvre typ'... le pendant les cinq premiers mois de l'année 1877.

Le champ de manœuvres est établi dans la partie nord-est de la commune de Clermont, entre la route de Lyon et celle de Montferrand, dans une plaine à pentes faibles

---

(1) Barberet. Compte-rendu du Conseil d'hygiène et de salubrité publiques du Puy-de-Dôme de 1877-1878.

dont le sol est composé d'humus mêlé d'alluvions. Ce sol repose sur un terrain calcaire assez compact.

Une nappe d'eau peu profonde existe à cet endroit, l'eau des puits qu'elle alimente est chargée d'une notable quantité de matières organiques et d'azotates [TRUCHOT] (1).

Cette plaine devient très humide lorsque les pluies sont abondantes ou se renouvellent souvent.

Un campement avait été établi à Pont-du-Château pendant la guerre allemande. Lorsque le territoire de Pont-du-Château fut abandonné, on transporta les baraques qu'on y avait élevées dans le champ de manœuvres et on les employa à construire un campement dans lequel étaient installés, au moment de l'épidémie, le 86e de ligne et le 30e bataillon de chasseurs.

Le sol était trop humide, il y avait encombrement parce que les cabanes étaient insuffisamment grandes, les fosses d'aisances étaient tout à fait primitives; les soldats logés à cet endroit étaient soumis à des exercices pénibles, le couchage était mauvais, l'alimentation était à peine suffisante, la saison était rigoureuse. Les hommes habitaient ces réduits malsains depuis un an.

A la même époque, on creusait les fondements de la caserne de Desaix qui était très rapprochée du campement, et l'on ramenait à la surface du sol des terrains imprégnés d'une eau impure et malsaine.

Tel est l'ensemble des causes auxquelles le docteur Barberet a attribué la petite épidémie qui s'est montrée au printemps de 1877, particulièrement parmi les chasseurs et les soldats de la ligne.

L'autorité militaire informée, par qui de droit, de la possibilité de l'extension de la maladie à tous les autres corps de la garnison, prit la sage mesure d'envoyer le 30e bataillon de chasseurs et le 86e de ligne en cantonne-

_____

(1) Le docteur Barberet a fait des observations sur cette nappe d'eau sans en tirer aucune conclusion.

ment dans plusieurs villages des environs de la ville. Il n'en résulta aucun inconvénient pour la population civile, et l'on vit l'épidémie s'arrêter à Clermont quelques jours après le départ de ces hommes. Le camp ne fut plus occupé et les baraques furent détruites ; l'état sanitaire ne laissa rien à désirer, jusqu'à la fin du mois de juillet 1877 [Dr BARBERET] (1).

Ces causes étaient locales, le campement insalubre ayant été abandonné, l'épidémie cessa.

Deuxième épidémie typhoïde. — L'épidémie de septembre s'est développée sous l'influence de causes dont nous allons indiquer les principales.

Pendant le printemps et l'été de 1877, on avait creusé dans diverses parties de la ville de Clermont des fossés nombreux et profonds destinés à recevoir les tuyaux de conduite des eaux potables.

Les chaleurs qui régnèrent pendant les mois de juillet et d'août, ajoutées à l'action des vents qui furent à plusieurs reprises assez intenses, provoquèrent la formation, aux dépens des terrains déplacés, de poussières organiques auxquels on fit jouer avec raison, selon nous, un rôle important dans la production de l'épidémie régnante.

Tout en admettant que les fouilles avaient concouru au développement de l'épidémie, le docteur Barberet prétendait que les premiers germes typhiques provenaient de la population civile. Nous ajouterons que cette population avait reçu elle-même ces germes de la population militaire pendant la première épidémie, ce qui atténue beaucoup ses torts.

Nous avons fait l'histoire de l'épidémie printanière, nous n'y reviendrons pas ; nous ajouterons seulement que pendant le mois de juin aucun typhique n'est entré dans les salles militaires.

A l'action des fouilles dont Varentropp avait signalé

(1) Voir le tableau statistique, page 83, compte-rendu cité.

l'action nuisible en 1874, nous devons ajouter l'influence pernicieuse des chambres encombrées et insuffisamment aérées des casernes.

En outre, six mille hommes fournis par les garnisons voisines vinrent à Clermont pour les grandes manœuvres; l'encombrement fut beaucoup augmenté pendant quelques jours, à la fin du mois d'août; mais c'est surtout pendant le mois de septembre que l'épidémie typhoïde devint promptement grave. Les entrées les plus nombreuses eurent lieu les 4, 9, 15 et 18 septembre; l'épidémie cessa dans les premiers jours d'octobre.

Les troupes qui étaient venues assister aux grandes manœuvres étaient arrivées au mois d'août, elles rentrèrent dans leurs garnisons vers le milieu de septembre.

Voici quelques renseignements complémentaires que nous empruntons au travail de M. le Dr Barberet :

« Dans la partie méridionale de la caserne des Paulines étaient établies de grandes cours presque toujours pleines de fumiers; les chambres des bâtiments les plus rapprochés de ces cours fournirent un plus grand nombre de malades que celles des bâtiments qui en étaient plus éloignés. »

Ajoutons, avec le même docteur, que pendant l'épidémie de 1877, le 16e d'artillerie, qui était logé dans la caserne des Paulines, fut plus éprouvé que les autres régiments.

Nous allons indiquer rapidement quelle a été la marche et la gravité de cette épidémie.

A la fin de juillet, un militaire entra à l'Hôtel-Dieu, c'est chose fréquente, on n'y prit pas garde; mais pendant le mois d'août, le nombre des fièvres typhoïdes s'éleva à 15, en septembre à 176; en octobre, il fut réduit à 18; en tout, 229 typhiques, dont 22 sont morts (1).

_____

(1) Nous devons faire remarquer que les chiffres du tableau statistique inséré, par M. le Dr Barberet, dans le compte-rendu des travaux des Conseils d'hygiène de Clermont de 1877-1878, ne concordent pas complétement avec les chiffres du texte

D'autres fiévreux de la même espèce, appartenant à des régiments campés hors de Clermont, furent envoyés dans les hôpitaux de Riom, de Moulins et d'Aurillac; leur nombre s'éleva à 120; 32 succombèrent. Le nombre total des malades fut, d'après cela, de 358 et le nombre des morts de 52, pour une population militaire de 4283 hommes (1), ce qui nous donne une mortalité moyenne de 1 décès sur 84 ou 85 soldats.

Nous devons faire remarquer que les militaires en campagne auxquels on a imposé les voyages de Riom, de Moulins ou d'Aurillac, pendant qu'ils étaient sous l'influence des prodromes de la fièvre typhoïde, ont donné une proportion de décès plus considérable que les malades traités à l'Hôtel-Dieu de Clermont.

Au mois de septembre, les habitants civils, beaucoup moins éprouvés que les militaires, ont présenté les mêmes symptômes. Chez les uns comme chez les autres, on a noté des recrudescences régulières de la fièvre et chez quelques malades ces recrudescences ont offert les caractères d'accès ressemblant à ceux des fièvres intermittentes graves (2). Cette forme rémittente a été notée par MM. Barberet, Bourgade, Fredet, Ledru, Nivet, etc...

Les praticiens civils et militaires se sont beaucoup préoccupés d'améliorer les conditions hygiéniques au milieu desquelles vivaient leurs malades; malheureusement, ils se sont presque toujours heurtés contre des obstacles matériels qu'ils n'ont pu détruire.

---

du Mémoire. Dans le tableau nous trouvons, pour les deux épidémies, 36 morts, page 83. Dans le Mémoire, l'auteur indique, pour la première épidémie, 9 morts, page 85; pour la seconde, 22; en tout 31.

(1) Les 6,000 hommes venus pour les manœuvres ont fourni très peu de malades. (Dr Barberet.) *Compte-rendu des travaux des Conseils d'hygiène et de salubrité de Clermont de 1877-1878.*

(2) On a observé des militaires atteints de fièvre paludéenne à l'Hôtel-Dieu pendant toute l'année; ils ont été plus nombreux au mois de septembre. La mortalité réelle a été de 0,6. Le Dr Barberet, pour arriver à 8,8, a dû retrancher les malades qu'on a transportés à l'hôpital lorsqu'ils étaient à l'agonie.

Au début de la maladie, on prescrivait généralement les purgatifs; puis, lorsqu'on avait constaté que la fièvre avait une forme rémittente, on administrait la quinine. Cette médication amoindrissait ou faisait disparaître les recrudescences périodiques, et la fièvre typhoïde simplifiée guérissait plus facilement.

Les autres remèdes toniques parmi lesquels figurent au premier rang les préparations de quina, étaient ceux qu'on opposait ordinairement à la fièvre typhoïde.

Cette médication, dit M. Barberet, a donné, dans les salles militaires, une mortalité faible, 8,8 0/0 (1), « ce qui tend à prouver qu'avec des ressources vulgaires, prudemment maniées, on peut obtenir des résultats satisfaisants, autant, au moins, qu'avec certaines médications dispendieuses ou barbares, comme celle des bains froids à outrance. » (Dr BARBERET.)

III.

Notice sur l'épidémie typhoïde de Montbrison en 1884.

L'épidémie typhoïde qui a régné à Montbrison en 1884 et dont l'histoire se trouve consignée dans un rapport manuscrit du docteur Fabre, médecin-major, ressemble tellement à celles qui se sont manifestées à Clermont en 1877 et en 1886, que nous croyons indispensable d'en faire ici une courte description.

La ville de Montbrison est dans le bassin de la Loire, au pied des montagnes du Forez; elle est bâtie en partie sur un rocher volcanique, en partie sur le terrain alluvial et tertiaire : « La couche sablonneuse de la superficie recouvre des assises alternantes de sable et d'argile d'une épaisseur totale de 60 mètres (Dr FABRE). »

(1) *Compte-rendu des travaux des Conseils d'hygiène et de salubrité publiques du Puy-de-Dôme de 1877-1878, publié en 1878, page 96.*

« Ses rues sont étroites et ses maisons généralement peu élevées. Sa population est de 6449 habitants (LAROUSSE). »

D'après le D Fabre, presque tous les quartiers sont traversés par des *voies* dont quelques-unes sont souterraines, mais la plupart sont à ciel ouvert. Elles portent le nom de ruelles ou de rues latrinaires. C'est dans ces dépotoirs urbains et non étanches que, depuis des centaines d'années, s'accumulent les matières fécales de plusieurs milliers d'habitants. A ces matières viennent s'ajouter les eaux ménagères, les détritus organiques de toutes espèces, des bêtes crevées, etc...

La ville est arrosée par le ruisseau du Vézezy. Le long des bords de ce cours d'eau viennent s'ouvrir des canaux qui communiquent avec les cabinets d'aisances. Quand les eaux sont basses, les matières fécales s'accumulent et forment des monticules infects qui ne sont entraînés que lorsque le Vézezy, grossi par des pluies abondantes, remplit en entier son lit et coule avec rapidité. On comprend qu'avec de pareilles conditions le sous-sol de la ville de Montbrison soit pénétré de liquides insalubres.

Les lieux d'aisances des casernes ne sont pas étanches, l'humus autour d'eux est noirâtre et infiltré d'un liquide infect.

Les eaux potables de la ville sont empruntées au Vézezy ; la prise d'eau est à quinze cents mètres au-dessus des maisons de la ville. Elles sont reçues dans des réservoirs d'où partent les tuyaux de distribution. Certaines parties élevées de la ville boivent de l'eau de puits.

La ville de Montbrison, afin de diminuer autant que possible les causes d'insalubrité que nous venons de décrire, avait résolu de faire construire des égouts et de canaliser le Vézezy.

Ces travaux furent commencés au mois de mars ; vers les mois de mai et de juin, quelques cas de fièvre typhoïde furent signalés. Le *20 mai cinq cents territoriaux* arrivèrent à Montbrison pour exécuter les manœuvres réglementaires.

Trois compagnies de la garnison furent logées à la préfecture, dans la ville, dans des granges. Les autres restèrent à la caserne avec les territoriaux. Les chambrées où couchaient ordinairement 12 soldats en reçurent 16 pendant 13 jours.

C'est 23 jours après l'arrivée des territoriaux, le 12 juin, que l'épidémie devint manifeste; les typhiques ont été nombreux jusqu'à la fin de juillet. Presque en même temps, l'épidémie se montra dans la ville et notamment à l'École normale, au Petit-Séminaire et dans les écoles de filles.

L'Administration militaire, convaincue que les fouilles qui précédaient la construction des égouts étaient la cause de l'épidémie, demanda la suspension de ces travaux jusqu'aux premiers froids; elle ne put l'obtenir.

Nous avons dit que les fièvres typhoïdes s'étaient multipliées vers le 12 juin, parmi les soldats de la garnison; les territoriaux furent épargnés.

Le 13 juin, le service de santé demanda l'évacuation de la caserne; le 24, l'autorisation fut accordée et les troupes furent alors établies sur un plateau, à l'ouest de la ville, à une hauteur de 550 mètres et à 4 kilomètres de Montbrison. Les conditions hygiéniques furent améliorées et bien surveillées. L'eau du camp venait de l'aqueduc des Espagnols et des puits du voisinage. Malgré ce déplacement et ce changement d'eau, l'épidémie continua ses ravages parmi les soldats de la garnison. Les allées et les venues des fournisseurs et des militaires contribuèrent à entretenir l'épidémie.

On prescrivit des mesures rigoureuses pour arrêter les causes qui continuaient de favoriser l'apparition de nouvelles fièvres typhoïdes. Malgré les précautions prises, l'épidémie ne cessa que lorsque les égouts furent terminés et les fosses comblées.

Voici un résumé statistique du nombre des malades et des morts dans la garnison :

Sur 240 hommes appartenant au 16e régiment de ligne, on a compté, du milieu de mars à la fin d'octobre, 80 malades dont 13 sont morts, ce qui donne 1 mort pour 18 à 19 soldats ; mortalité énorme.

Proportion des malades et des morts pour chaque mois :

Fièvres typhoïdes		Décès
En avril et mai..........	4	0
En juin................	34	5
En juillet..............	29	5
En août................	7	2
En septembre et octobre.	6	1
Totaux...	80	13

Pendant l'épidémie, un certain nombre de soldats ont été envoyés en congé ; 19 sont devenus malades, 6 sont morts. On ne dit pas si les territoriaux, à leur retour chez eux, ont été atteints de fièvre typhoïde.

M. le Dr Fabre, en terminant son intéressant rapport, arrive à cette conclusion que « l'infection générale de la ville a été due à l'exécution des travaux d'égout dans un sol sursaturé de principes infectieux. »

TABLE DES MATIÈRES

Documents annexes.

ERRATA

Page 40, ligne 5, 10 à 20 6159 12 313, *lisez* : 10 à 20 6159 12 513.

— ligne 6, 20 à 30 5642 17 332, *lisez* : 20 à 30 5642 17 331 à 332.

Page 41, ligne 17, comptait 255 pensionnaires, 41 ont, *lisez* : comptait 235 pensionnaires, 49 ont.

Page 76, ligne 33, 72 typhiques furent admis, 4 moururent, *lisez* : 72 typhiques furent admis, 9 moururent.

Page 80, ligne 14, de tous âges 5888, *lisez* : de tous âges 5882.

Page 111, ligne 34, des impasses inondés, *lisez* : des impasses inondées.

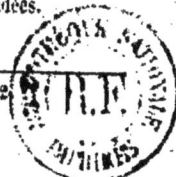

Clermont-Ferrand. — Imprimerie Mont-Louis, rue Barbançon, 2

TRAVAUX DU MÊME AUTEUR

Mémoire sur le délire, les convulsions épileptiformes , déterminées par les préparations de plomb. *Gazette médicale.* Paris, 1836-37.

Recherches, Observations et Notes : 1° Sur la statistique des hernies. *Gazette médicale*, 1837;
— 2° Sur la difficulté du diagnostic des hernies étranglées. *Archives de médecine.* Paris, 1837 ;
— 3° Sur le traitement des hernies engouées et étranglées par le taxis prolongé. *Gazette médicale*, 1838 ;
— 4° Sur l'emploi des irrigations continues d'eau froide dans le traitement des fractures compliquées. *Gazette médicale*, 1838.

Recherches sur l'engorgement et l'hypertrophie de la rate. *Archives de médecine.* Paris, 1838.

Observation de morve observée chez l'homme. *Gaz. médic.* Paris, 1838.

Observations de cysticerques trouvés chez l'homme. *Archives de méd.*

Essai sur les erreurs populaires relatives à la médecine. *Annales de l'Auvergne.* Clermont, 1840.

Dictionnaire des Eaux minérales du Puy-de-Dôme. Clermont, 1846.

Études sur les Eaux minérales du Puy-de-Dôme. *Annales de l'Auvergne.* Clermont, 1849.

Eaux minérales du Cantal. *Dictionnaire statist. et histor.* Aurillac, 1853.

Lettre à M. Courty sur les fonctions du placenta. *Gazette hebdomadaire de médecine et de chirurgie.* Paris, 1861.

Documents sur l'organisation de la médecine des pauvres. Clermont, 1863.

Note sur les épidémies de maladies puerpérales qui ont régné dans le service d'accouchement de l'École de médecine de Clermont, de 1860 à 1882. *Bulletin de l'Académie de médecine.*

Rapport sur les causes de la diminution du poisson dans la Sioule au-dessous des Fonderies de Pontgibaud. *Compte-rendu des travaux des Conseils d'hygiène et de salubrité publiques du Puy-de-Dôme.* An. 1876.
— Sur l'usine de Bourdon fabrique de sucre, de chaux, de noir animal, de potasse, d'alcool, de gaz d'éclairage. *Idem.* An. 1878.
— Sur le cimetière de Gelles. *Idem.* An. 1883.
— Sur le cimetière de Clermont. *Idem.* An. 1886.

Traité des maladies des femmes, qui déterminent des leucorrhées, par H. Blatin et V. Nivet. Paris, 1842.

Triple empoisonnement par le varaire ou ellébore blanc, par V. Nivet et Gérand. *Gazette hebdomadaire de médecine et de chirurgie.* Paris.

PUBLICATIONS DU MÊME AUTEUR

Traité du Goitre, appuyé sur des documents statistiques inédits. Paris, 1880.   6 fr.
Études sur le Goitre épidémique. Paris, 1873..............   2 fr. 50
Documents sur les épidémies de l'arrondissement de Clermont-Ferrand, de 1849 à 1864 (angines pseudo-membraneuses et croups, fièvres intermittentes simples et pernicieuses, goitre épidémique, choléra-morbus)....   2 fr.
Notice historique sur les épidémies de l'arrondissement de Clermont-Ferrand, et Rapport sur l'épidémie de Mézel (choléra morbus, suettes miliaires, varioles, fièvres intermittentes)..............   60 c.
Rapport sur l'épidémie de Suettes miliaires qui a régné à Aubière en 1874. Clermont-Ferrand, 1882..............   1 fr. 90
La Bourboule, ses thermes, ses eaux minérales. Clermont, 1879.   2 fr. 25
Rapport sur l'engrais humain, les égouts et les fosses d'aisance. Paris, 1882..............   3 fr. 50
Discours sur le Médecin, ses études psycologiques, son utilité, ses devoirs. Clermont, 1864..............   1 fr. 50
Mémoire critique sur la législation relative aux Conseils d'hygiène et de salubrité et aux établissements insalubres. Clermont, 1886.   1 fr. 50

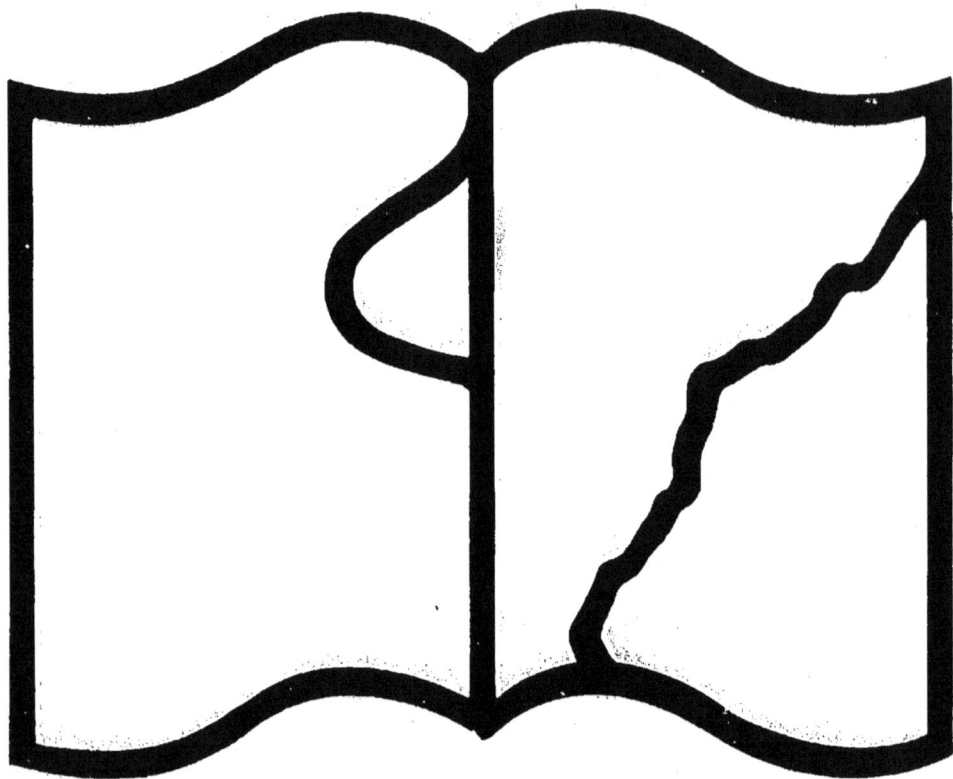

Texte détérioré — reliure défectueuse

NF Z 43-120-11

www.ingramcontent.com/pod-product-compliance
Lightning Source LLC
Chambersburg PA
CBHW071854200326
41519CB00016B/4374